古醫籍稀見版本影印存真文庫

醫略

清·錢一桂

中醫古籍出版社

責任編輯　張　磊
封面設計　張雅娣

图书在版编目(CIP)数据

医略/(清)钱一桂撰.—北京:中医古籍出版社,2015.9
(古医籍稀见版本影印存真文库)
ISBN 978-7-5152-0865-7

Ⅰ.①医… Ⅱ.①钱… Ⅲ.①医案-汇编-中国-清代 Ⅳ.①R249.49

中国版本图书馆 CIP 数据核字(2015)第 093291 号

古醫籍稀見版本影印存真文庫
醫略　清·錢一桂　撰

出版發行　中醫古籍出版社
社　　址　北京東直門内南小街 16 號(100700)
印　　刷　北京金信諾印刷有限公司
開　　本　850mm×1168mm　32 開
印　　張　12.875
字　　數　86 千字
版　　次　2015 年 9 月第 1 版　2015 年 9 月第 1 次印刷
印　　數　0001~3000 冊
書　　號　ISBN 978-7-5152-0865-7
定　　價　30.00 圓

國家古籍出版

專項經費資助項目

據中國中醫科學院圖書館藏清嘉慶戊寅刊本影印原書版框高二零四毫米寬一三八毫米

出版説明

中醫藥學是中華民族優秀傳統文化的重要組成部分，是我國醫學科學的特色，也是生命科學中具有自主創新優勢的領域。歷代存留下來的中醫典籍是我國寶貴的文化遺産，其承載着中華民族特有的精神價值、思維方法、想象力和創造力，是中醫藥科技進步和創新的源泉。對中醫古籍進行保護與整理，即是保護了我國全部古籍中的一個重要的組成部分。

《古醫籍稀見版本影印存真文庫》在全面調查現存古醫籍版本情况的基礎上，遴選出五十餘種具有較高學術價值、文獻價值的古醫籍，對其稀見的版本進行搶救性地挖掘整理，其内容涵蓋中醫臨床内、外、婦、兒、針灸、五官各科及基礎理論等領域。這些版本多爲亟待搶救的瀕危版本、珍稀版本、孤本、善本，或者曾經流傳但近幾十年來世面上已很難見到的版本，屬於讀者迫切需要掌握的知識載體，具有較大的出版價值。爲方便讀者閲讀與使用，本叢書整理者對所遴選古籍的版本源流及存世狀況進行了考辨，撰寫了提要，簡介了作者生平，評述了著作的學術價值；爲避免在整理過程中出現各種紕漏，最大限度地保留文獻原貌，我社決定採用影印整理出版的方式。

此次所選書目具有兩個特點：一是以學術性和實用性兼顧爲原則，選擇凝結歷代醫藥學家獨到理論精粹及豐富臨床經驗的精品力作，突出臨證實用，并且充分注重各類中醫古籍的覆蓋面，除了喉科之外，其余各類均有涉及；二是選擇稀見版本，影印出版，不僅可以避免目前市場上古籍整理類書籍魚目混雜、貽誤后學之弊，而且能够完整地體現歷史文獻的真實和完整性，爲讀者研習中醫提供真實的第一手資料。該叢書對於保護和利用中醫藥古籍，發揚和傳承中醫藥文化，更好地爲中醫藥科研、臨床、教學服務具有重大的意義。

我社自二十世紀八十年代成立以來，陸續出版了大型系列古籍叢書，影印的有《中醫珍本叢書》《文淵閣四庫全書醫家類》《北京大學圖書館館藏善本醫書》《海外回歸中醫古籍善本集萃》《中醫古籍孤本大全》等，自出版后廣受學界和藏書機構歡迎。實踐證明，以影印爲基礎進行文獻開發，不僅符合學術研究和收藏需要，而且操作性更强，對促進文獻批露意義重大。

在編輯過程中，我們遵循《古醫籍稀見版本影印存真文庫》的編輯規範，進行了嚴格地查重，并查核原書，爲每種圖書制作了新的書名頁，重新編目，讓讀者一目了然。爲了讓讀者真真切切感受古籍的原汁原味，我們對前言和目録均採用繁體竪排形式。需要説明的是，所收珍本中有缺卷或缺頁的情况，由於這些珍本基本上没有復本，我們没有進行配補，僅作了相應的標注，也留下了些許遺憾，敬請廣大讀者諒解。

中醫古籍出版社

二零一五年九月

前言

《醫略》，四卷，清代錢一桂撰，諸書未見著録。據其序，錢氏為浙江海鹽人，約生於乾隆十九年甲戌（一七五四），卒於六十五歲以後。少負雋才，博學多能，旁騖診籍，卒以自療，並因之以醫鳴於世。晚年取讀書心得，及平時診療見聞，輯成此帙。

其書從《靈》、《素》、叔和、仲景以及後世名家著作中擷其精華，辨其偏駁，考古今之同異，分診治之優劣，而以己意為之仲裁。於前賢則推崇景岳，認為較河間、丹溪等尤為深切著明。對其議論或有偏於補陽之處，亦間有評駁。如云：『景岳矯丹溪之偏於陰，而謂人專以陽氣為之主，精血皆其化生。豈陽能化生，而陰獨不與之俱生俱化耶？』又云：『且精血與氣對，則氣為陽，精血皆陰，精與血對，則精為陽，血為陰』；『男女皆有血，亦皆有精，男子精衰則陽痿，女子精衰則不月，惟男屬陽則精盛，女屬陰則血盛』。因而主張『男則陽有餘而陰不足，女則陰有餘而陽不足』。旋又補充曰：『實則男女氣質各有不同，或素稟陽虛，或素稟陰虛，則先天因人而互異。更或以喜怒悲憂恐傷其氣，思慮情欲煩勞傷其血，則後天復因人而互異。而有餘不足之形始見。』此論頗能不落前人窠臼，而自備一格。

此外，其於引述諸書，但録其要，一切古方概不備載；又言近旨遠，理明詞達，切於實用而不空泛，撮其機要，不事繁多。故書名《醫略》。末於不恒見之奇病纂録治法，並輯古今經驗良方之簡便易行者，惟其中間有符咒不經之語。

今據中國中醫科學院圖書館所藏嘉慶二十三年戊寅（一八一八）慎餘堂藏板影印。

中醫古籍出版社

目録

錢序……一
沈序……五
自序……七
凡例……一五
原書目録……一九
卷一……三一
脉法攷……三一
人迎寸口……四四
衡陽太谿……四七
命門……四八
三焦……四九

孕脉……五〇
反關……五一
政運……五二
奇經脉……五四
太素脉……五六
標本……五八
君相二火……五九
反佐……六一
古制……六三
陰陽有餘不足論……六七
麻黄藥……七四
大黄藥……七五

人參大黃並用……七五
寒熱虛實……七六
探試……七七
火熱辨……七九
問……八四
獨病……八五
夏月伏陰……八六
汗吐下三法……八八
胃氣論……九〇
氣論……九一
血論……九二
服藥先後……九四

勿藥論……九四
痘瘡勿藥論……九八
種子說……一〇三
調息……一〇八
內經脉義……一〇九
難經脉義……一一九
滑伯仁脉義……一二七
景岳脉義……一二八
卷二……一三三
傷寒……一三三
忌汗……一五四
當下……一五六

忌下……一五七
温病……一五八
内傷……一六一
勞倦……一六二
中風……一六九
厥逆……一七五
痙症……一七八
飲食……一七九
虛損……一八四
暑症……一九五
濕症……一九八
燥症……二〇〇

痰症……………………………………二〇〇
腫脹……………………………………二〇二
關格……………………………………二〇六
眩運……………………………………二〇七
噎膈反胃………………………………二〇九
嘔吐……………………………………二一三
吐酸……………………………………二一五
噦……………………………………二一七
噫……………………………………二一九
霍亂……………………………………二一九
血症……………………………………二三一
痹症……………………………………二三二

遺泄……………………二二四
淋濁……………………二二五
三消……………………二二七
寒熱……………………二二九
欬嗽……………………二三〇
瘧疾……………………二三三
瀉痢……………………二三六
瘟疫……………………二三九
喘促……………………二四〇
汗症……………………二四一
不寐……………………二四三
鬱症……………………二四四

黄疸……二四五
積聚……二四七
胸痺……二四九
疝瘕……二四九
癲癇……二五一
頭痛……二五二
手足麻木……二五三
胃心痛腹痛蟲痛……二五四
咽喉……二五六
眼目……二五八
婦女……二六一
奇病……二七一

述異……二八五
卷三……二八九
五臟六腑攷……二八九
心……二八九
肺……二九二
脾……二九四
肝……二九六
腎……二九八
膽……三〇〇
胃……三〇二
小腸……三〇四
大腸……三〇六

膀胱……三〇八
三焦……三一〇
心包絡……三一二
十二經併奇經攷……三一五
心經……三一五
肺經……三一六
脾經……三一六
肝經……三一七
腎經……三一八
膽經……三一九
胃經……三二〇
小腸經……三二二

大腸經……三二
膀胱經……三三
三焦經……三四
心包絡經……三五
任脈……三五
督脈……三六
沖脈……三七
帶脈……三八
陽蹻陰蹻……三九
陽維陰維……四〇
卷四……四一
經驗簡易良方……四一

癆嗽……………………三二一
噎膈……………………三二一
嗽血……………………三二二
吐血……………………三二二
鼻血……………………三二二
舌上出血………………三二三
鼓脹……………………三二三
三消……………………三二三
瘧……………………三二四
痢……………………三二五
腰痛……………………三二六
腸紅……………………三二七

痔血腸風……三三七
脫肛……三三七
大便不通……三三七
小便不通……三三八
偏墜……三三八
赤白濁及夢遺初起……三三八
赤白帶……三三八
牙疼……三三九
木舌……三三九
胃口痛……三四〇
痞積……三四〇
夏秋霍亂吐瀉……三四〇

魚骨哽……三四一
吞金……三四一
吞鐵……三四一
吞鍼……三四二
吞銅……三四二
吞竹木……三四二
吞硬物……三四三
種子方……三四三
孕婦轉女為男……三四五
保胎……三四五
盤腸產……三四七
產後兒枕痛腹痛及惡露不行……三四七

產後血崩血暈……三四七
胎衣不下……三四八
稀痘方……三四八
痛風……三五〇
正偏頭痛……三五〇
反胃……三五〇
適他方……三五〇
腦漏……三五一
赤白禿……三五一
手足麻木……三五一
百蟲入耳……三五一
酒楂鼻……三五二

口臭……三五二
黄疸……三五二
凍瘡……三五二
湯泡火傷……三五二
喉風……三五三
鶴膝風……三五四
耳聾……三五四
耳內出膿……三五四
痘出眼內……三五五
鵝掌風……三五五
鼻內生疔……三五五
口眼喎邪……三五六

唇上生疔……三五六
血崩……三五六
疥瘡……三五六
梅瘡……三五六
下疳……三五七
癰疽發背……三五八
對口……三五八
消疔……三五八
乳岩……三五九
癧瘡……三五九
血瘤……三六〇
翻頭疔……三六〇

腎腫……三六〇
蝎刺……三六〇
蜈蚣咬犬咬……三六一
消腫毒……三六一
偷糞老鼠……三六二
陰戶爛……三六二
金刃跌打……三六二
人面瘡……三六三
跌傷……三六三
接骨……三六四
小兒丹毒……三六四
頰車落下……三六四

蛇纏……三六五
臁瘡……三六五
移毒……三六五
脚疰……三六六
男女邪迷……三六六
縊死方……三六七
溺死……三六七
凍死……三六八
客忤……三六八
救吃鹽鹵……三六九
中砒毒……三六九
醉死……三六九

魘死……三六九
煤炭暈……三七〇
解中毒……三七〇
羊癲瘋……三七〇
急驚……三七一
小兒夜啼……三七一
鵝白……三七一
小兒尿血……三七二
漆咬瘡……三七二
濕疝腎子作痛……三七二
癬瘡……三七二
太乙神鍼……三七三

渡江湖及山行……三七四
斷吃鴉片煙……三七四
斷蚊蟲……三七五
逃人自歸……三七五
治蠱毒……三七五
防儉方……三七五
令婦不妬……三七六
辟火……三七六
辟盜……三七六
宜蠶……三七七
致富……三七七
生貴子……三七七

嘉慶戊寅首夏授梓

醫略

慎餘堂藏板

自昔岐黃家言存於今者殆百家醫藏一目幾與釋道之書相埒學者將窮蒐而徧覽焉非惟日之不足且泛雜無所主未有不惑於多岐者故守約難也族父東堂先生少抱雋才博涉文史懷奇不遇繼嬰篤疾時醫無高手皆辭弗療先生乃始學醫自爲治而愈一時叩門乞活者踵相接已而杖策遊　京師徧歷畿輔又南浮閩江東登岱西踰太行壯觀萬里聞見益廓所至療人疾輒效玆者

近遊南昌暇日覽前賢著作撮其機要間以己意審正瑕瑜輯爲醫略儀吉受而讀之言近指遠詞約義微信乎切於日用而無泛雜之患者與昔先臨江公耽玩靈素集中屢有記醫之文太常公嘗敘薛立齋之書論醫旨甚備康熙間次崖翁又有貫經之作大旨似張會卿類經而體例尤精今又得先生此書紹聞前徽以利濟當世不亦懿乎先生好爲詩沖淡絕俗工畫山水精音律嘗輯雙橋

漁父琴譜一卷儀吉見而好之請受學焉先生曰吾少以善病偶涉藝事以養心耳是不足學也蓋先生天姿過人而無流俗嗜好故其於醫深造自得如此屬將付梓人爰綴言於末簡姪儀吉頓首

謹序

外舅東堂先生文壇老宿也善唫咏工繪事彈琴顧曲旁及申韓星卜之學無不通曉而尤耽岐黃是編上下千古是是非非卷帙不繁而範圍不過如一粒粟中現如來法相種種莊嚴具備其根柢深也向使先生蓆帽離身必不暇肆力於古人書而闡軒岐之奧以立言而傳諸後也然則先生雖績學不遇夫何憾

壻沈宗度謹跋

自叙

余幼患怔忡　及衄面从年二十六復染痞疾甫四五載用人蔓截以閱兩月而病大作訪名下士治之每進一藥病勢必增劇遂勿服藥呻吟床第間三年因廣購醫書日夕蒐討萃以自為療治乃得就痊自是遠近戚黨有問道於余者頗著微效而酧應日繁自甲辰至乙卯凡十有二年刻無暇晷昔秋厓日

或雨雪載途尚不覺憊惟值盛暑肩輿四出晚歸心熱如焚飲西瓜汁一二升方能就食就寢因思狥人之請而不愛己之身欲何爲耶且此十餘年間舉業書因之束諸高閣雖五下棘闈壬子薦而不售然皆閱兹無窮年矻矻之功每戰輒躓亦復何憾丙辰春取平日臨證存案數卷出以焚之遂策蹇遨遊櫟涵跡燕冀晉豫間忽忽又二十餘年今則年六十有五矣嗟乎光陰如駛

人壽幾何竊思古人有三不朽曰立德立功立言余
既無功德見於時而醫可救人又半途而癈罣失居
諸今老矣無能為也已客歲仲春自保陽來章江舍於
潤齋從兄中丞署中朗悠日永復取岐黃書遂加參
攷偶有心得輙取而筆之或本諸曩昔見聞偶焉記及
亦取而筆之久積帙滿案復刪繁就簡今存四卷夫陰
陽消長垂諸易象五行生剋陳於禹疇醫之為道一

陰陽五行之理而已漢書藝文志稱黃帝扁鵲白氏
内外等醫經七家痺疝癉等病經方十一家黃帝堯
舜盤庚暨容成務成子輩房中八家迄漢倉公書缺
有間矣唐宋以還著作充棟而純駁互見五代高陽
生脈訣且曰女人反此背看之以丹溪之賢猶謂男女
脈異齊褚氏更以心肺診於兩尺諸家聚訟迄無定
論愚竊以人之飲食溲便男女之府臟同即藏亦

可知此一言決耳又如丹溪謂人陽有餘而陰不足張會卿以爲陰有餘而陽不足愚竊以男子則陽有餘而陰不足女子則陰有餘而陽不足並推廣男女之互有異同具詳論說中古今人往往道在邇而求諸遠是以失之哉

朝詔太醫輯醫宗金鑑九十卷於仲景書參伍考訂辨論入微更無遺蘊復刪補名醫方論允爲至

當俾世之習軒岐者奉有規摹以共登於仁壽之域豈不偉與余亦敏園於閒見捫籥為日竊取前賢著作擷其精華辨其偏駁析裏内經或加臆斷隨症而發明之輯成斯帙深愧古人立言之旨曰畧者稽之漢代劉歆集羣書之富總為七畧子房受圯上之書僅傳三畧非特少之為貴蓋取其要多亦奚為用特言其崖略未及閎深尚望海内名賢有以教我焉

則幸甚

嘉慶二十有三年歲在戊寅三月既望海鹽錢一桂

書於章江院署之西偏

凡例

一是編纂述靈素叔和仲景以及唐宋元明各種醫書分門別類擇其尤雅者列於前幅乃叅以鄙見曰按曰愚按以别之不敢勦說也

一班史稱黃帝扁鵲俱有内經外經白氏亦有内外經并旁經各如干弓然多失傳是編援据經文皆黃帝内經也

一是編考古今之同異辨議論之純駁分診治之優劣主乎言簡而意明務使老嫗都解方書每有隅二隅三之治頗為迂踈概不採入

一是編引述諸書但録其尤要者不及多載以省繁冗

一醫書惟内經及仲景書俎豆不祧唐宋以還著作日富每種各有可採亦各有所偏至景岳全書出頗為後來居上其審症論治視前賢河間丹溪輩較為深切著明所製新方八陣極有學問然其論議或有偏於補陽之處以矯枉過正也間有評駁以就正有道焉

一是編論脉論症惟取理明辭達不事繁多閲者勿以掛漏見哂蓋纂言者必提其要亦無取乎冗長也至于外科兒科素未深考故勿具論

一是編删繁就簡一切古方概不備録東坡云藥雖進於醫手方多傳於古人古今醫書汗牛充棟莫不載有成方任人擇用古稱善師者不陣神而明之存乎其人安用膠柱鼓瑟為

一是編雖不載成方而於不恒見之奇病纂録治法以廣聞見並輯古今經驗良方之簡易者山僻乏醫遇有對病擇而用之必獲效不少勝於俗師多多矣

醫畧目錄

卷一

脉法弦　人迎寸口

衝陽太谿　命門

三焦　孕脉

反關脉　政運

奇經脉　太素脉

標本　君相二火

反佐　古制

陰陽有餘不足前後論
麻黄藥
大黄藥
人参大黄並用
寒熱虚實
試探
火熱辨
問
獨病
夏月伏陰
汗吐下
胃氣論
氣論
血論
服藥先後
勿藥論
痘瘡勿藥論
種子説

調息　內經脉義
難經脉義　仲景脉義
滑氏脉義　景岳脉義

卷二

傷寒　温病
內傷　勞倦
中風　厥逆
瘧症　飲食
虛損　暑

濕　燥

痰　腫脹

關格　眩運

噎膈反胃　嘔吐

吐酸　噦

噫　霍亂

血症　痺症

遺泄　淋濁

三消　寒熱

欬嗽
瘧疾
瀉痢
瘟疫
喘促
盜汗
不寐
欝
疸
積聚
胸痺
疝瘕
癲癇
頭痛
手足麻木
心胃腹痛蟲痛
咽喉
眼目

婦女病胎產經帶　奇病凡五十六種述異凡二十九條
卷三
五臟六腑攷并圖　十二經絣奇經八脉攷有註
卷四經驗簡易良方
癆嗽　噎膈
嗽血咯血　吐血
鼻血　舌衂
鼓脹　三消
瘧　痢

腰痛　腸紅
痔血腸風　脫肛
大小便閉　偏墜
濁遺　赤白帶
牙疼　青盲附明目方
木舌　胃痛
痞積　霍亂
骨鯁　悮吞金鉄銅針
吞竹木一切硬物　種子方

孕婦轉女為男　保胎

催生　難產

產後腹痛血暈　胎衣不下

稀痘　正偏頭痛　痛風

反胃　不服水土

腦漏　赤白禿

手足麻木　百蟲入耳

酒楂鼻　口臭

黃疸　凍瘡

湯火傷　喉風
鶴膝風　耳聾
耳内出膿　痘出眼内
鵝掌風　鼻疔
口眼歪邪　唇疔　指上蛇頭疔
血崩　疥瘡
梅瘡　下疳
癰疽發背　對口
消疔　乳岩

癧瘡　血瘤
翻頭痔　腎腫
蝎刺及蜂刺　蜈蚣咬　犬咬
消腫毒　偷糞老鼠
陰戶爛及陰痒　金刃跌打及破傷風
人面瘡　跌傷
接骨　小兒丹毒
頰車不合　蛇纏
臁瘡　移毒

脚疰　男女邪迷
救縊死　救溺死
救凍死　救客忤死
救吃塩鹵　中砒毒
救醉死　救魘死
煤炭暈　解中毒
羊癲瘋　急驚
小兒夜啼　鵞白
小兒尿血　漆咬瘡

濕疝腎痛
太乙神鍼
斷蚊蟲
治蠱毒
令婦不妬
辟盜
致富
癬瘡
斷吃鴉片烟
逃人自歸
防儉方
渡江湖及山行
宜蠶
生貴子

醫畧卷一

提要

脉法攷

海鹽錢一桂東堂著

内經脉要精微論曰。尺内兩旁則季脇也。尺外以候腎。尺裏以候腹。中附上左外以候肝。内以候鬲。右外以候胃。内以候脾。上附上右外以候肺。内以候胸中。左外以候心。内以候膻中。前以候前。後以候後。上竟上者。胸喉中事也。下竟下者。少腹腰股膝脛中事也。

讀醫宗金鑑曰。内外二字。前人有以前半部後半部爲訓者。則脉爲兩截矣。有以內側外側爲訓者。則脉爲兩條矣。皆非也。熟玩通章經文。自知其爲傳寫之訛。又云內以候臟。外以候腑。確然可考。故當以外以候胃。內以候脾之句。爲正。其尺外尺裏及左右之內外等字。皆當互易。愚按內經本篇。又曰推而外之。內而不外。有心腹積也。推而內之。外而不內。身有熱也。是則篇中兩言內外。明太醫馬仲化註證發微。訓爲內側外側。又曰左手爲春夏。爲東南。爲前爲外。右手爲秋冬。爲西北。爲後爲內。則又以左右爲內外。其說本非定論。觀經文外腎內脾。于臟腑不循一例。古文竹簡。誠如金鑑所謂傳寫之訛也。

西晉王叔和脉訣。其診法。心與小腸合於左寸。肝與膽合於左關。腎與膀胱合於左尺。肺與大腸合於右寸。脾與胃合於右關。命門三焦合於右尺。此即高陽生托叔和贋書。近代習醫者咸宗之。獨張會卿景岳全書云。左寸以候心與心包絡。其主神明清濁。左關以候肝膽。其主官祿貴賤。左尺以候腎與膀胱大腸。其主陰氣之壽元。右寸以候肺與膻中。其主情志善惡。右關以候脾胃。其主財帛厚薄。右尺以候腎與三焦命門小腸。其主陽氣之壽元。愚按經言左外以候心。内以候亶中。考之靈蘭秘典論十二官。無心包。有膻中。而云膻中者臣使之官。喜樂出焉。金鑑解曰。心包居膈上。經始胸中。正值膻中之所。位居相火。代君行事。為臣使。則膻中即心包之謂。而會卿于左寸候心包。右寸候膻中。當屬胸中之誤。且神明官祿等語。涉太素一派。而以壽元分陰陽。亦覺穿鑿。經言尺外以候腎。而不言左右。則腎有兩也。按經文外字。當从金鑑作內字。故惟兩尺同候。方與經旨合。李士材曰。腎有兩枚。皆屬於水。仙經云。兩腎一般無二樣。中間一點是陽精。即命門相火所居也。命門位兩腎之間。以右為火位。故候于右尺。三焦即命門之用也。惟大腸小腸。內經並無定處。但云大小腸皆屬於胃。蓋以腸與胃膜相連也。然皆下部之腑。叔和配於兩寸。斷非診法。考滑氏脉法以左尺候小腸膀胱右尺候大腸正合經旨下以候下之義景岳則亦候於兩尺而大小腸與滑氏互異其説以左為水位乃真陰之舍大腸屬金金水相從故當配於左右為火位乃元陽之本小腸屬火而火居火位故當配於右說亦近理然小腸為心之腑心屬火小腸亦屬火應位於左之下大腸為肺之腑肺屬金大腸亦屬金應位於右之下畢竟以滑氏為政

紫陽朱子跋郭長陽書曰古人察脉非一道今世惟守寸關尺之法所謂關者多不明獨俗傳脉訣詞雖鄙淺非叔和書乃能直指高骨為關然世之高醫以其書贋遂委棄而羞言之東陽

柳貫曰。叔和撰脉經十巻。高骨為關。正出脉經。至脉訣一書。錢溥王世相及陳無擇。皆云五代高陽生托叔和之名而作。立七表八裏九道之名。為二十四種脉歌。且有左心小腸肝膽腎右肺大腸脾胃命。并女人反此背看之之句。又齊褚澄謂男子陽順。脉自下生上。左尺為受命之根。從右關脾生肺。肺生左尺腎。腎生肝肝生心。女子陰逆。自上生下。右尺為受命之根。以左關為脾。生左尺。肺肺生右寸。腎腎生右關。肝肝生右尺。心草廬吳澄又言十二經兩手寸關尺者。皆手太陰肺之一脉也。愚按脉訣女人反此背看之之語。既非叔和之書。不足垂訓。至褚氏遺書。以女人心肺診于兩尺。顛倒五臟。其謬更甚。夫人之飲食入於胃。溺出前陰。便出後陰。此腑之胃大腸膀胱所司。男女從同。則五臟亦可類推矣。至草廬吳氏三部皆肺之論。雖曰肺朝百脉。而欲分其部位。以候他臟之氣。轉多牽混。惟慈谿趙繼宗以左尺為肝。右尺為腎。兩關皆脾。命門即腎之說。本宗人王宗政難經圖解。則于心肺皆浮。肝腎皆沉。脾胃居中之義。似亦近理。惟肝候左尺。與經旨背。且命門居兩腎之間。非即腎也。

丹溪曰。昔者軒轅使伶倫。截嶰谷之竹。作黃鍾律管。以候天地之節氣。使岐伯取氣口作脉法。以候人之動氣。故黃鍾之数九分氣口之数亦九分。故脉之動也陽得九分。陰得一分。胎合于黄鍾。天不足西北。陽南而陰北。故男子寸盛而尺弱。肖乎天也。地不滿東南。陽北而陰南。故女子尺盛而寸弱。肖乎地也。黄鍾者氣之先兆。故能知天地之節候。氣口者脉之要會。故能知人命之生死。據此則男女脉異。尺寸顛倒若此。愚按男女寸脉。有盛亦有弱。尺脉男女弱者居多。丹溪之説。殊未敢信。讀内經曰陰搏陽别。謂之有子。又曰尺脉左大為男。右大為女。又曰尺脉微遲為居經。如丹溪之論。則凡女子俱尺盛。亦無從辨其胎子與居經矣。又按醫宗金鑑云。男子頂骨三义縫。女子十字縫。又查洗冤錄載。男子自頂及耳後并腦後骨。共八片。當正直下。別有一縫。女子只六片無縫。男子兩脇骨各十二條。女子各十四條。男子腕有髀骨臕有䯓骨腦後有乗枕骨狀各不同。皆女子所無男子尾蛆骨九竅女子六竅產門上有羞秘骨由是論之。則男女形體有不同而臟腑部位無不同且凡喜怒悲憂恐飲食便溺。更無不同。即病患心胃腰腹亦無不從同何于脉之部位獨異。故知男女脉異之說。斷非診法。

或謂男女脉既無不同。女脏子。男何以不懷孕耶。余曰天主覆物地主載物男肖乎天女肖乎地故女生產而男則否。此禀天地陰陽之性。覆載之理也。夫所禀既判陰陽男女豈盡從同故女子有胎孕獨與男子異然胎孕在腹而不在臟腑故臟腑無不同臟腑既無不同則診法亦無不同即胎孕之脉另列一門亦惟其受孕時而別之有是症始有是脉也經曰手少陰脉動甚者為姙子則似乎寸脉盛然未受胎之前寸脉未必盛即既受胎之後左寸盛而右寸亦未必盛然則丹溪所謂女子寸盛尺弱之説為不可信也華谷儲泳曰男女形體絕異陰陽殊途男生而覆女生而仰男則左旋女則右轉男主施女主受男之至命在腎處臟腑之極下女之至命在乳處臟腑之極上形氣既異。脈行于形氣之間。豈不少異耶。愚按儲氏所言。皆其形體。豈可以形體之異。而即謂臟腑之異。善夫金陵戴起宗之言曰。男女形氣精血雖異。而十二經脈所行始終之部位則一也。內經曰。人受氣于穀。穀入於胃。以傳于肺。五臟六腑皆以受氣。其清者為營。濁者為衛。營行脈中。衛行脈外。愚按萬物歸于土。胃屬土。為百脈之根荄。氣血之所自出。故曰有胃氣則生。無胃氣則死。診家正眼釋脈字从血从𠂢。謂氣血流行各有分派。而尋經絡也。今之脈字从肉从永。謂胃主肌肉。氣血資生而永其天年也。夫人之生。惟精與氣與神。神何所依。依于氣。氣何所依。

依於血。故華元化曰。脉者氣血之先也。東垣云。脉貴有神。經曰得神者昌。失神者亾。盖脉即神之流露也

李瀕湖云。素問難經仲景論脉。秖別陰陽。初無定数。如素問之鼓搏喘横。仲景之惵卑高章綱損縱横逆順之類是也。按脉經論脉有二十四種。草廬文集及瀕湖脉學。又列二十七種。其浮沉遲数虛實滑澁緩緊長短。脉適相反。洪散俱大而洪有力。微細俱小而微無力。芤類浮而邊有中無。伏類沉而邊無中有。動則不定。草則不動。促來去數而結來去遲。二脉與代脉。俱有止。合之絃牢濡弱。其二十七脉。金陵戴氏言廬山劉立之。以浮沉

遲数為綱。以教學者。亦捷法也。

帝曰。決死生奈何。岐伯曰。形盛脉細。少氣不足以息者危。形瘦脉大。胸中多氣者死。形氣相得者生。參伍不調者病。三部九候皆相失者死。上下左右之脉如參舂者病甚。上下左右相失不可数者死。中部相減。或乍踈乍数者死。愚考李時珍脉義。凡平人脉濡。少年脉弱。長病脉微。猝病脉芤。脾病脉弦。兩關脉短。腎脉見散。中惡浮緊。咳嗽沉緊。少年春夏脉細。無病羸瘦脉代。久痢非秋脉浮。肝病秋深脉数。失血陰虛脉牢。瀉痢久嗽脉洪。以上均屬危候。至內經之言死不治者。不可勝数。大抵皆脉與症。反。症與時反居多耳。若脉如彈石。如解索。如屋漏。如雀啄。如魚翔蝦遊。以及五臟脉無胃氣。古法皆以死論。

人迎寸口

黃帝曰。人迎主外。氣口主中。兩者相應。俱來俱往。若引繩。大小齊等。春夏人迎微大。秋冬氣口微大。如是者命曰平人。愚考人迎本足陽明胃之經脉。在結喉兩旁。氣口乃手太陰肺之經脉。在兩手寸口。人迎為腑脉。所以主外而候表。氣口為臟脉。所以主中而候裏。故氣口獨為五臟主。為脉之大會。後世但診氣口。不診人迎。至晉王叔和以關前一分。左為人迎。以察外因。右為氣口。以察內因而東垣宗之。亦云左手主表外感寒邪則人迎浮緊。外感風邪則人迎脉緩而大。右手主裏內傷飲食則氣口脉大。愚按叔和之論。相沿既久。即東垣亦復云然。然經言主中主外云者。並未分左右手也。即仲景之論傷寒。亦但以浮大為表。沉細為裏。歷溯倉扁軒岐。初未有以左右言表裏者。豈左無裏而右無表乎。故景岳著類經臟象論力辨之。大旨謂六脉俱有表裏。左右各有陰陽。外感者兩手脉皆緊數。但當以有力無力分陰陽。內傷者左右俱緩大。又必以有神無神辨虛實。斯足為定論矣。又按古者脉法。人迎寸口並舉。自扁鵲獨取氣口為脉之大會○但診氣口○則但當以浮中沉○辨表裏陰陽○即不必復以人迎相提並論矣○東垣所云外感寒○則人迎浮緊○實則氣口亦未必不浮緊○曰風則人迎緩大○實則氣口亦未必不緩大○曰内傷飲食○則氣口脉大實○則人迎亦未必不大○以余所驗者類如此○

經脉別論曰○食氣入胃○濁氣歸心○淫精于脉○脉氣流經○經氣歸于肺○肺朝百脉○輸精于皮毛○毛脉合精○行氣于腑○腑精神明○留于四臟○氣歸于權衡○氣口成寸○以决死生○五臟別論曰○胃者水穀之海○六腑之大源也○五味入口○藏于胃以養五臟氣○氣口亦

太陰也。是以五臟六腑之氣味。皆出于胃而變見於氣口。故五氣入鼻藏于心肺。心肺有病。而鼻為之不利也。愚按診脉獨取氣口。觀經文可想見岐伯已然矣。況乎病在婦女豈亦捻其咽喉之兩旁而診之耶。

衝陽太谿

衝陽。胃脉也。一曰趺陽。在足面大指直上五寸骨間。太谿。腎脈也。在足内踝後跟骨陷中。按胃土為萬物之母。資生之本。腎水為天一之元。資始之本。故經曰。衝陽太谿絶。俱死不治。凡病勢危篤。亦宜察之。越人以前。古法並診。太谿一曰少陰

命門

內經無命門之義。惟越人云。腎有兩。左者為腎。右者為命門。命門者為諸神精之所舍。元氣所繫。男以藏精。女以繫胞也。李時珍云。其體非脂非膜。白膜裹之。繫着於脊骨第七節兩腎中央。即經所謂七節之旁中有小心是也。以能代天君行事。故曰小心。景岳以三焦論火候。皆歸之命門。以水中之火。乃先天真一之氣。藏于坎中。此氣自下而上。與後天胃氣相接而化。實生生之本。為脾胃之母。愚按命門在兩腎之間。坎之象也。以右為火位。故越人即以右腎為命門。診家皆宗之。

三焦

岐伯曰。寸以候上焦。關以候中焦。尺以候下焦。扁鵲曰三焦者元氣之別使。主通行三氣。經歷於藏府。華元化曰。三焦者人之三元之氣也。總領臟腑營衛經絡內外左右之氣也。景岳云。下焦如地土。化生之本也。中焦如竈釜。水穀之爐也。上焦如太虛。神明之宇也。愚按叔和以三焦與命門。均候于右尺。似與岐伯不符。蓋腎間動氣者。真一之元氣也。三焦者元氣之別使。分為三路。由臍下上衝。過天樞。至膻中。時珍謂三焦即命門之用。則此氣根于下焦。合水穀之精氣。出于中焦。升于上焦。候右尺者。

候其本體也。射于寸關尺者。言其發用也。

孕脉

黃帝曰。何以知懷子之且生也。岐伯曰身有病而無邪脉也。又曰。陰搏陽別。謂之有子。又曰手少陰脉動甚者妊子也。金匱曰婦人得平脉。陰脉小弱。其人渴不能食。無寒熱。名妊娠。桂枝湯主之。于法六十日。當有此症。婁全善云。凡胎動多當臍。動在臍下者癥也。又滑伯仁云。三部脉浮沉正等。無他病而不月者。為有妊也。愚按方書且言體弱之婦。尺脉不絕。即為有妊。則甚矣孕脉之有定而無定也。故世醫往往失之。曩余曾治一婦。自謂鼓脹求專家治之。數月不效。余視其脉兩關豁大。知悞攻所致。而兩尺猶隱帶滑象。決為有胚。與之順氣安胎而愈。詢之則服山稜莪术之藥已二十餘劑。幸而不墮。因經未斷。故不自覺也。

古法得太陰脉沉為男。太陽脉浮為女。左疾為男。右疾為女。俱疾為生二子。又尺脉左大為男。右大為女。俱大產二子。愚按古法辨孕之男女。以兩尺脉為最准。惟俱大俱疾為產二子未驗。又昔賢謂婦人經斷有軀。其脉弦者。後必大下不成胎也。良然。

反關

反關脉不行于寸口。由列缺絡入臂後。余診令大司寇吴公菘

圃即係反關脉須覆手診之察病與正脉同論

政運

甲巳之年為土運南政如遇少陰司天則兩寸不應厥陰司天則右寸不應太陰司天則左寸不應少陰在泉則兩尺不應厥陰在泉則左尺不應太陰在泉則右尺不應乙丙丁戊庚辛壬癸之年皆為北政如遇少陰司天則兩尺不應厥陰司天則左尺不應太陰司天則右尺不應少陰在泉則兩寸不應厥陰在泉則右寸不應太陰在泉則左寸不應經曰如尺寸脉當浮大而反不應當不應而反浮大是謂尺寸反如左右脉當浮大而

反不應。當不應而反浮大。是謂左右交。皆死。不應者極沉極細。幾于不可見也。第覆病者之手而診之。則見矣。此脉命曰天和。不必求治。愚按政運之脉。南政與北政適相反。如南政年干屬甲。支逢子午。則少陰司天。陽明在泉。支逢卯酉。則陽明司天。少陰在泉。支逢丑未。則太陰司天。太陽在泉。支逢寅申。則少陽司天。厥陰在泉。支逢辰戌。則太陽司天。太陰在泉。支逢巳亥。則厥陰司天。少陽在泉也。北政之年。支逢子午。則陽明司天。少陰在泉。逢卯酉。則少陰司天。陽明在泉。餘仿此。詳内經至真要大論。然亦不必拘泥。蓋以病脉亦有沉細至極如不應者。恐有悞會也。

經云五運六淫者。如子午年少陰司天。熱淫所勝。陽明在泉。燥淫于內。丑未年太陰司天。濕淫所勝。太陽在泉。寒淫于內。寅申年少陽司天。火淫所勝。厥陰在泉。風淫于內。卯酉年陽明司天。燥淫所勝。少陰在泉。熱淫于內。辰戌年太陽司天。寒淫所勝。太陰在泉。濕淫于內。巳亥年厥陰司天。風淫所勝。少陽在泉。火淫于內。李時珍云。司天主上半年。天氣司之。故曰所勝。上淫于下也。在泉主下半年。地氣司之。故曰于內。外淫于內也。

奇經

奇經八脉者。出于難經。而其論原於素問。叔和云。天雨降下。溝渠溢滿。聖人不能圖也。脉絡流溢。諸經不能復拘也。蓋經有十二。手之三陰三陽。足之三陰三陽是也。絡有十五。乃十二經各有一絡。而脾又有一大絡。并任督二絡是也。合十二經十五絡共二十七氣。相隨上下。陰脉營於五臟。陽脉榮於六腑。其游溢之氣。不拘制於正經。亦無表裏配合。故謂之奇。李時珍云。氣口一脉。分為九道。總統十二經并奇經。各出診法。乃岐伯授黃帝之訣。扁鵲權之。獨取氣口。以訣死生。氣口之中。陰陽交會。中有五部。前後左右。各有所主。上下中央。分為九道。作奇經考并圖。

愚考陽維主一身之表。陰維主一身之裏。陽蹻主左右之陽。陰蹻主左右之陰。督脉主身後之陽。任衝主身前之陰。帶脉橫束諸脉散在羣書。世醫畧而不講。而九道之診。遂隱所主之病。亦與正經大畧相同。素問越人。及張潔古王海藏張子和輩。每用刺灸東垣及千金方三因等方仍用湯劑論治。

太素

世傳太素脉者。倣靈樞法天法地法人之旨。曰太者始也初也。曰素者本也。質也。蓋言始初本質之脉。診人貴賤窮通。編為歌括。語多俚鄙。景岳深斥之。以為貴賤窮通。身外之事。與身之氣血。了不相干。安能知之。作矯世惑脉辨。言之詳且著明矣。愚按人有貴賤窮通。則脉亦必有清濁純駁之異。故張擴楊文德啓爻舉輩俱有太素脉訣。觀其言曰。脉形圓淨至数分明謂之清。脉形散澁至数糢糊謂之濁。質清脉清富貴而多喜。質濁脉濁貧賤而多憂。質清脉濁。此謂清中濁。外富貴而内貧賤。失意處多得意處少也。質濁脉清。此謂濁中清。外貧賤而内富貴。得意處多失意處少也。若清不甚清。濁不甚濁。其得失相半而無大得喪也。富貴而壽。脉清而長。貧賤而夭。脉濁而促。清而促者富貴而夭。濁而長者貧賤而壽。此等語悉屬可採。但不過於人無病時診之。談其休咎。比之風鑑。自無不可。非謂其診脉能知病也。又彭用光云。凡人兩手清微如無脉者。此純陰脉主貴。有兩手俱洪者。此純陽脉。亦主貴。

標本

經曰。陰陽逆從。標本之為道也。又曰。治病必求其本。李杲曰。治病當知標本。先受為本。後傳為標。故急則治其標。緩則治其本。又如從前來者為實邪。從後來者為虚邪。實則瀉其子。虚則補其母。經言本而標之。先治其本。後治其標。標而本之。先治其標。後治其本是也。愚考內經。於諸病皆曰治本。惟中滿及小大不利兩症。則曰治其標。為所應急也。景岳言起病之因。便是病本。萬病之本。只此表裏寒熱虛實六者而已。凡初病不即治。及悞治之。必致病變日多。無不皆從病本生出。喻嘉言必先議病。後處方。亦求本之意也。

君相二火

內經發明火字曰。君火以明。相火以位。東垣云。相火者下焦包絡之火。元氣之賊也。丹溪述而證之。且有火與元氣不兩立之說。景岳直斥其謬。以為五運之分。各職其一。惟火獨言君相。蓋兩間生氣。總曰元氣。元氣惟陽為主。陽氣惟火而已。輕清而光焰于上者。火之明也。重濁而蘊蓄于下者。火之位也。明即位之神。無明則神用無由以著。位即明之本。無位則光焰何由以生。凡火之傷人者。非君相之真火。無論在內在外。皆邪火耳。邪火可言賊。相火不可言賊也。愚按脊骨第七節兩腎中央。系着於脊。名命門穴。相火所居也。一陽居於二陰之間。水中有火。坎之象也。刺禁論曰。七節之旁。中有小心。王海藏云。手少陽三焦相火為一府。右腎命門為相火。心包主亦名相火。其脉同診。然則相火。乃先天無形之火。東垣指為賊。悞矣。然兩間生氣。一陰一陽之為道。故經曰相火之下。水氣承之。君火之下。陰精承之。即大易既濟之義。景岳謂惟陽為主。未免矯枉過正矣。又丹溪云。氣有餘便是火。此論非是。蓋氣分邪正。正氣自内生。邪氣自外來。邪氣患其有餘。正氣惟恐不足。奈何概言火耶。

反佐

岐伯曰。微者逆之。甚者從之。又曰。逆者正治。從者反治。註謂微小之熱。折之以寒。微小之冷。折之以熱。甚大寒熱。則必能與異氣相格。是以反其佐以同其氣。復令寒熱叅合。使其始同終異也。黄帝問反治何謂。岐伯曰。熱因寒用。寒因熱用。必伏其所主而先其所因。其始則同。其終則異。王註謂大寒内結。當治以熱。

然寒甚格熱。則以熱藥冷服。此熱因寒用也。如大熱在中。以寒攻治則不入。以熱攻治則病增。乃以寒藥熱服。此寒因熱用也。

愚按反而曰佐。曰從。則必有君而後佐之。有正而後從之。非盡反也。未有寒病純治以寒。熱病純治以熱之為從者反治也。景岳反佐篇有云。火極似水者宜反也。寒極反熱者宜反也。夫火極似水。正宜治火。寒極反熱。正宜治寒。此熱者正治。非反也。必異氣相格。則反以佐之。其義始明。仲景四逆湯用冷服。及加猪膽汁湯。皆反佐以取之。即經所謂治寒以熱。涼而行也。

景岳十問篇有云。凡陽邪雖盛。而真陰又虛。不可因其火盛喜冷便云實熱。盖其内水不足。欲得外水以濟。水涸精虧。真陰枯也。嘗治傷寒垂危重症每以峻補之劑。浸冷與服。或以氷水參熱或附子等劑。相間迭進。然必其乾渴燥結之甚者。乃可悬按此等治症亦反佐之意。但須細察脉。便慎勿輕進。生死在反掌間也。

古制

陶隱居名醫別録云。古稱方寸匕者。作匕正方一寸。五匕者即今五銖錢邊五字者。抄之不落為度。刀圭者十分方寸匕之一。又藥以升合分者。謂藥有輕重虛實。則以升平之。又曰古秤惟有銖兩而無分名。今則以十黍為一銖。六銖為一分。（讀去聲）按一分者。二錢半也。四釐曰絫。四絫曰字。二分半也。十絫曰銖。四分也。李杲曰。古云三兩。即今一兩。古云二兩。即今六錢半也。云㕮咀者。古無鐵刃。以口㕮細。令如麻豆煎之也。蘇恭曰。古秤皆複。今南秤是也。後漢以來。分一觔為二觔。古方如仲景而已涉今秤。若用古秤。則水為少矣。李時珍曰。古之一升。即二合半也。量之所起為圭。四圭為撮。十撮為勺。按一撮即四刀圭也。又藥有輕重。古方如半夏一升。四兩為正。兎絲子一升。九兩為正之類是也。用桂一尺。去皮半兩為正。甘草一尺。二兩為正。乾姜一累。

一兩為正之類是也。又曰古方一兩。今用一錢可也。愚按古方有一味用成觔者。即改一兩為一錢。亦嫌其多。惟在能事者酌配君臣佐使可耳。

考古法之方。大小緩急奇偶複是也。如君一臣二佐九。制之大也。君一臣三佐五。制之中也。君一臣二。制之小也。岐伯曰近者奇之。遠者偶之。汗不以奇。下不以偶。補上治上制以緩。補下治下制以急。近而偶。奇制小其服。遠而奇。偶制大其服。大則數少小則數多。多則九之。少則一之。奇之不去則偶之。偶之不去則反佐以取之。所謂寒熱溫涼。反從其病也。王太僕註云方奇而分兩偶。方偶而分兩奇。近而偶制。多數服之。遠而奇制。少數服之。則肺服九。心服七。脾服五。肝服三。腎服一。為常制也。方與其重也寧輕。與其大也寧小。是以奇方不去。偶方主之。偶方不去。則反佐以同病之氣而取之。以心肺為近。肝腎為遠。脾胃為中。劉河間以身表為遠。身裏為近。完素曰。大小者制奇偶之法也。如仲景小承氣湯。調胃承氣湯。奇之小方也。大承氣抵當湯。奇之大方也。因其攻裏而用之。桂枝麻黃。偶之小方也。葛根青龍。偶之大方也。因其發表而用之。故曰。汗不以奇。下不以偶。從正曰。古又有君一臣三佐九之大方。分兩少而頻服之小方。獨用一味謂奇。病在上而近者宜之。有味合陽数之奇方。宜下不宜汗。兩味為偶。或兩方相合。病在下而遠者宜之。有藥合陰数之偶方。宜汗不宜下。複方則数方相合也。愚按七方治有緩急。方有大小。故曰奇偶複者。三方也。大小緩急者。四制之法也

陰陽有餘不足論 有續論

昔丹溪發陽常有餘陰常不足之論。專以滋陰為主、戴原禮吳鶴皐輩皆宗之。後四百年。景岳書出。痛詆其謬。甚至反其詞曰。陰常有餘。陽常不足。其說曰。人得天地之氣以有生。有生之氣即陽氣也。無陽則無生矣。故自少至老。無非陽氣為之主。而精

血皆其化生也。是以陽盛則精血盛。陽衰則精血衰。經曰中焦受氣。取汁变化而赤為血。豈非血生於氣乎。丹溪但知精血皆属陰。故曰陰常不足。而不知所以生精血者。先由此陽氣。倘陽氣之不足。又安能精血之有餘。又辨陽有餘論云。據三吳李氏指南曰。人自有生以來。男必十六而精通。女必十四而經至。及其衰也。男精竭于八八。女血淨于七七。凡精血既去。而人猶賴以不死者。惟此氣耳。夫氣為陽。精血為陰。精血已無。而氣猶在。此非陽常有餘之明驗乎。而景岳則曰。精即水也。水即陽也。萬物之化。其初皆水。水即陽之化也。如水在五行。則生于天一。水在六氣。則屬于太陽。又精在人身。精盛則陽强。精衰則陽瘦。此精之為陰否。今欲以不足之元陽。認作有餘而云火。相習以苦寒之劣物。用為補劑。以滋陰。牛山有限之生氣。果能堪此無窮之陰剥否。此景岳之論也。愚按大易曰。天地絪縕。萬物化醇。非天則無以生。非地則無以成。故天一生水。地六成之。天地之化。一陰陽之理。一而二。二而一者也。景岳矯丹溪之偏于陰。而謂人專以陽氣為之主。精血皆其化生。豈陽能化生。而陰獨不與之俱生俱化耶。且精血與氣對。則氣為陽。精血皆陰。精與血對。則精為陽血為陰。故謂精為陽則可。而以精即水。水為陽則不可。洪範曰。天肇一于北。陰極生寒。寒生水。今以水為陽。則火更為何物。且血亦水之屬。豈血亦可謂之陽耶。夫人稟天地陰陽之氣以生。即為生氣。而精血以充。竊謂男女皆有血。亦皆有精。男子精衰。則陽痿。女子精衰。則不月。惟男屬陽。故精盛。女屬陰。故血盛。盛則不時流露而可見。若以女子有血而無精。豈男子有精而無血耶。由此論之。陽盛則精盛。陰盛則血盛。故余謂男則陽有餘而陰不足。女則陰有餘而陽不足。起丹溪景岳於今日。可為作和事老矣。且人受胎之初。乃陽精與陰精合。陽主施。故可見。陰主受。故不可見。易曰。男女構精。萬物化生。性理謂二五之精、妙合而凝。内經亦曰。兩神相摶。合而成形。常先身生。是謂精。皆其明徵也。女子之血。所以養胎。而非所以成胎。如謂男精與女血合。而胎以成。則女子終身不孕者。未始無血。亦由精氣不盛也。況交構之際。女子苟非初破瓜。又非經至。安得有血。而胎何以成耶。故女血竭於七七。亦專指天癸而言。男子八八。亦曰天癸絕。至一身之血。與一身之氣。全論男女。皆無時蔑有。無血則無生矣。或又謂内經五音五味篇云。今婦人之生。有餘于氣。不足于血。以其數脱血也。衝任之脉。不榮口脣。故鬚不生。焉夫血為陰。氣為陽。信如子言。婦人陰有餘。陽不足。則内經非耶。余曰。氣為血之帥。婦人数脱血者。正以陽不足。氣無以攝其血。以致数脱。口唇不榮而無鬚。是本以有餘之血。因数脱而反不足。而不足之氣。轉覺有餘。讀者勿以詞害意可也。孟子云。盡信書則不如無書。况以天下之大。品彙之繁。往往蒭蕘能言之。而聖人亦有所不知。内經此條本不能無疑。若果婦人数脱血而無鬚。則髮為血之餘。又何以生。烏竊以鬚禀純陽之氣。陽盛乃生。不與毫髮同。是故小兒陽氣未足。則鬚不生。宦者去其勢陽道遂絶而鬚亦不生。非其徵歟。此雖余之創論。或亦至理所存。敢以質之宇内知醫者。

吳鶴臯曰天地之道。陽常有餘。陰常不足。人身亦然。愚竊以為不然。血固難成而易虧。氣豈易成而難虧乎。夫天道有晝即有夜。有春夏即有秋冬。日月代明。四時錯行。曷常見其有餘不足。惟氣候不正。則陰陽乖舛。寒熱非時。而非其常道也。人身血與氣。皆生化于脾。而白為氣。赤為血。氣則肺主之。血則心主之。本無有餘不足。惟氣禀不齊。斯盈虧互見。既無一定。即未可概論也。然氣陽血陰。陰陽既判。則氣為血之帥。猶夫為妻之綱也。故曰陽生則陰長。而非有餘不足之謂也。余前論中以為男子陽有餘。女子陰有餘。亦想當然之創論。言乎其大概也。實則男女氣質各有不同。或素禀陽虛。或素禀陰虛。則先天因人而互異。更或以喜怒悲憂恐傷其氣。思慮情慾煩勞傷其血。則後天復因人而互異。而有餘不足之形始見。及其為病也。則或陽不攝陰。或陰不戀陽。百病叢生。有餘者失其為有餘。不足者愈形其不足。誰之咎與。前論義猶未盡。故復贅数語以竟其緒云

麻黃藥

麻黃一藥。宜于北方。不宜于南方。以北方風力既勁。而又常服麵食。肌膚密實。人患傷寒。非麻黃不能發汗。不去節則發中有收。若南中宜慎用之。以酒畧泡。晒乾。備用可也。

大黃藥

大黃一藥。按仲景大承氣湯曰酒洗。得利則止。調胃承氣湯曰酒浸。少少溫服。王海藏曰。邪氣居高。非酒不到。又按本草酒洗入陽明經。酒浸入太陽經。蓋浸久於洗。洗則引于至高之分。浸則升其走下之性。以治其中。若小承氣湯。治少陽陽明病。並不用浸洗。仲景用法。如此精細。今世醫但懼其力大。每用酒製。去古人遠矣

人參大黃並用

明陶節菴以大承氣加人參當歸甘桔。名黃龍湯。治熱邪傳裏

胃有燥屎。心痛身熱。口渴譫語。下利清水。即世所謂漏底傷寒。按太陽陽明合病。必自下利。仲景用葛根湯。此則大黃與人參並用矣。節菴著傷寒六書。盡更仲景古方。不復分經論治。不足垂訓。且人參大黃附子熟地。醫門謂之四將。仲景亦往往兼用以助其用攻用散之力。惟近代人參昂貴。且多以贋亂真。頗不足恃。徒滋重費。而醫家折一將材矣。

寒熱虛實

萬病無非表裏寒熱虛實。而表裏寒熱之症。又無不各有虛實。

按景岳論假寒假熱之症。最為精當。如曰身寒厥冷。反不欲近衣。其脉滑数。按之鼓擊於指下者。或下利清水。而其中仍有燥屎。及失氣極臭者。皆陽極似陰也。假熱者。如東垣所云面赤目赤煩躁引飲。脉七八至。按之則散者。此無根之火。即大便不實。或起倒如狂而禁之則止。或斑如蚊迹。淺紅細碎。並不赤紫。或身大熱反欲得近衣者。皆陰盛格陽也。又景岳虛實篇云。實而悞補。隨可解救。虛而悞攻。不可生矣。此則不然。如實症悞補而用熟地。急難解救。為害不淺。虛症悞攻。隨即補救。猶可及也。

探試

景岳有探病一法。謂疑其為虛。欲用補而未決。則以輕淺消導之劑純用数味以探之。消而不投。則知為虛矣。欲用攻而未决。則以甘溫純補之劑。輕用数味以探之。補而覺滯。即知有實邪也。假寒者畧溫之。必見躁煩。假熱者畧寒之。必加嘔惡。法宜精簡。不可雜亂。又云。假寒假熱症。但以冷水少試之。假熱者必不喜水。或服後即嘔。假寒者必多喜水。或服後反快。愚按此法誠妙。但恐病家見藥不投合。以為悞治。必更醫矣。莫若先與說破。方為妥協。然今之醫者。恐人笑其辨症之不明。斷不肯明說耳。景岳又云。與其制補以消。孰若少用純補。以漸而進之為愈也。與其制攻以補。孰若微用純攻。自一而再之為愈也。故用補之法。貴乎先輕後重。務在成功。用攻之法。必須先緩後峻。及病則已。愚考仲景之言曰。欲行大承氣。先與小承氣。若腹中轉失氣者。有燥屎也。可以大承氣下之。得利則止。若不轉失氣。則但先鞕後溏。攻之必脹滿不能食也。此亦即探試之法。

火熱辨

經曰。君火以明。相火以位。愚按君火在心。為神明之主。相火在腎。為發生之本。人生具有此火。以助長養而消陰翳。蒸糟粕而化精微。以明以位。即無病也。至不得其平而為病。則爍金燎原。明者失其明。位者不安其位矣。惟火與熱似同而實異。如外感發熱直謂之熱。而非火也。內傷之熱。如心火胃火肺火肝火腎火。通謂之火。內經雖名之為畏火。實即熱邪。而非火之本體也。外感則為表熱。內傷則為內熱。皆非真火。蓋邪熱則因病而得。不可有。真火則有生所得。不可無也。昔劉河間著原病式。謂五志所傷。皆為熱。動云治火。丹溪謂氣有餘。便是火。東垣且指相火為賊。是由以熱為火。不分邪正。立言未當。致後賢詆排之所由來也。夫火為熱之體。熱為火之用。真火未嘗不熱。然有益于人。而不可無。邪火之動而為熱。即屬邪熱。而不可有。亢極無制。液涸陰消。為害不淺。原不可不有以析之。丹溪專以君火責之心。亦未允協。凡五志之動。皆能病熱。當察其果係實熱。則皆有形之火。可以涼藥平之。若其並無實邪。則屬無形之火。並非邪火因水竭。火炎失其既濟之義。法當壯水以制火。其水虧之甚者。又當引火歸原。從其類而伏之也。又有不因水虧而氣虛火衰。或禀質陽虛者。又必益火之源以扶元陽。經曰壯火食氣。少火生氣。竊謂壯火即凡火。少火即真火也。六淫風寒暑濕燥而以火居其一。本非定論。讀至真要大論所列病機十九條。凡屬於火者五。屬於熱者四。但未詳晰。愚以為天生五行。以分配人之五臟。無火則生生之道窮。故熱可以言淫。而火不可以言淫。

猶之濕可以言淫。而水不可以言淫。其理亦易曉。試起東垣河間丹溪諸公於今日。其亦以余言為然乎否。

丹溪謂五臟各有火。五志激之其火隨起。并援逆調論骨痺症。有一水不勝二火之語。開口便云治火。不分凡火與真火。直欲并火而去之。則有陰而無陽。豈生化之道耶。且其所主補水者。類皆知栢苦寒之屬。近乎陰殺。未見其有當也。讀天元紀大論曰。寒暑燥濕風火。天之陰陽也。三陰三陽上奉之。木火土金水。地之陰陽也。生長化收藏下應之。天以陽生陰長。地以陽殺陰藏。又曰水火者陰陽之徵兆也。故人不可無水。亦不可無火。

水為陰。火為陽。陽之在上者。為陽中之陽。曰君火。陽之在下者。為陰中之陽。曰相火。按相火居于兩腎之間。適足以相濟。並不見其有害。六微旨大論曰。顯明之右。君火之位也。君火之右。退行一步。相火治之。又曰。君位臣則順。臣位君則逆。所謂二火也。惟五志不得其平。君火一動。則相火亦翕然從之。相火屬手少陽三焦經。附於右腎。游行於五臟之間。故內經以少陽為游部。治之惟有清五志之邪熱。不能并相火而去之也。夫火為脾之母。故脾不厭火。胃亦喜煖。不喜寒。方書所稱胃火脾火之類。皆因思慮過度。飲食不節。致生邪熱耳。心本火臟。心勞多欲則生

煩熱。肺本畏火。肝能生火。有以激之。凡火頻熾。亦即邪火也。人之受病。水虧者益其水。火衰者補其火。斯兩得之矣

問

仲景曰脉浮大邪在表。為可汗。若脉浮大。心下鞕有熱屬臟者。攻之不令發汗。又云促脉為陽盛。宜用葛根黃芩黃連湯。若脉促厥冷為虛脱。非灸非溫不可。又云遲脉為寒。沉脉為裏。若陽明脉遲不惡寒。身體濈濈汗出則用大承氣湯下之。是同一脉而治法迥殊。必叅合病情。如飲食寒熱胸腹二便之類。皆有待於問也。內經疏五過論曰。凡欲診病者。必問飲食居處暴樂暴

苦。始樂後苦。又師傳篇云。臨病人問所便。叔和脉經。亦云觀形察色。彼此參伍以決死生。又如浮脉為風為虛為嘔為厥為脹滿為內結。是一脉兼主數病也。故望聞問切。詳察表裏陰陽寒熱虛實之因。四者不可偏廢。雖不全賴乎問。亦非專主乎切。景岳著十問篇。曰一問寒熱。二問汗。三問頭身。四問便。五問飲食。六問胸。七聾。八渴。俱當辨。九因脉色察陰陽。十從氣味彰神見。此篇論說。開示後學。最為切要。今之醫者。恥於明問。待病家之自陳。而病家有心嘗試。待醫家之猜度。此兩悞也。

獨病

岐伯曰。察九候獨小者病。獨大者病。獨疾者病。獨遲者病。獨熱者病。獨寒者病。獨陷下者病。按獨之為義。即經所謂得一之精以知死生。及知其要者。一言而終。不知其要。則流散無窮之義也。假如頭痛一症。經言寸口之脉中手短者。曰頭痛。而寸口診之無恙。獨左關弦而浮。或右關緩而沉。則知肝氣上攻。或脾氣壅滯之類是也。景岳言諸見洪者。皆是心脉。諸見弦者。皆是肝脉。肺之浮。脾之緩。腎之石。間有五臟。臟脉互見者。亦視獨乘者病。是不必洪脉見于心。弦脉見于肝也。

夏月伏陰

昔劉河間偏於治火。而丹溪復出。又立陰虛火動之說。意非不善。但盡用一派寒凉藥。如知栢之類。誠不足垂訓。觀丹溪夏月伏陰論。以陰字有虛之義。若作陰凉看。安投温熱。寧免實實虛虛之患。景岳非之。以為夏月陽浮於外。則陰伏於內。即氣虛于中。氣虛即陽虛。非寒而何。觀井泉之水。三冬寒冽而井泉温盛。夏炎蒸而泉源冷。豈可因夏月火令。遂可謂之無寒。而禁用温熱乎。若但以陰字為虛。則夏多虛症。冬月伏陽。即無虛症乎。此言是也。按丹溪有云。初下痢不可用參术。然氣虛胃虛者可用。嘗治葉先生滯下。後甚逼迫。正合承氣症。但氣口虛。形雖實而面黄白。此必平日過食。傷胃。與參术陳芍數帖。至三日後胃氣稍完。與承氣二帖而安。然則丹溪亦有論及陽虛者。非盡主補陰也。

汗吐下三法

張子和云。病非人身固有之物。或自外入或自內生。皆邪氣也。若不去邪而先以補劑。是盜未出門。而先脩室宇。真氣未勝而邪已横鶩矣。惟脉脱下虛。無邪無積之人。始可議補。他病惟先用汗吐下三法。攻去邪氣。而元氣自復也。吐中有汗。下中有補。素問言辛甘發散淡滲泄為陽。酸苦鹹涌泄為陰。發散歸于汗。

涌歸于吐。泄歸于下。滲為解表。同于汗。洩為利小便。同于下。殊不言補。所謂補者辛補肝。鹹補心。甘補腎。酸補脾。苦補肺。更相君臣佐使者。皆以發腠理致津液。通氣血而已。盖草木皆以治病。病去則五穀果菜肉。皆補物也。愚按病在表宜汗。在上焦宜吐。在中下二焦宜下。子和之論。理極透澈。世醫每喜攻補兼施。不敢直用汗下。致以延不效。因循玩愒。變症百出。誰之咎與。且吐法全不用。盖以藥味平淡。一吐即愈。不足邀功耳。仲景治痰壅火衝食厥。有瓜蒂散。治虛煩。有梔子豉湯。即經所謂在上者涌之。又曰其高者因而越之也。丹溪虛弱人用人參蘆引吐。最佳。

胃氣論

經曰。脉弱以滑。是有胃氣。又曰胃者五臟之本也。又曰邪氣來也。緊而疾。穀氣來也。徐而和。穀氣即胃氣。盖五味入口。藏于胃以養五臟氣。而變見于氣口。胃氣之來也。高陽生所謂阿阿軟若春楊柳。此是脾家脉。四季故不論何病。于病脉中。所貴尚有和緩之象也。凡診脉先動後緩。即胃氣之來。先緩後動。即胃氣之去。死生係之。夫人禀先天之氣為元氣。後天之氣為胃氣。先天之氣。必賴後天以滋養之。後天失養。則先天亦不足恃。且胃屬土。旺於四季。若脉無胃氣。則孤臟之氣獨見。如但弦但鉤但毛但石之類。名真臟脉。則土敗木賊。脉必弦急。弦急之甚。病即不治。經又云。無胃氣則逆。逆則死也。

氣論

營氣生會篇曰。人受氣于穀。穀入于胃。以傳于肺。五臟六腑皆以受氣。其清者為營。濁者為衛。邪客篇曰。五穀入胃。其糟粕津液宗氣分為三隧。故宗氣積于胸中。出于喉。以貫心脉。而行呼吸焉。營氣者。泌其津液。注之于脉。化以為血。以榮四末。内注臟腑。以應刻數焉。衛氣者。出其悍氣之慓疾。而先于四末分肉皮膚之間而不休者也。愚按人所賴以生者。此氣耳。漏下百刻。氣行五十周出入升降何有于病迨乎五志內極六淫外侵鬱而為病經曰怒則氣上喜則氣緩悲則氣消恐則氣下寒則氣收熱則氣泄驚則氣亂勞則氣耗思則氣結九氣不同百病都生于氣也變症多端虛寔互見河間丹溪皆主治火固屬非是氣之滯者疎之逆者順之而氣虛者惟法東垣補中之論取勞則氣耗之義專主益氣然令人陰虛者極多景岳復處補陰益氣煎適足相配蓋無陽則陰無以生無陰則陽無以化也

血論

氣為衛血為營經曰營者水穀之精也飲食日滋取汁變化而

赤為血。氣有陰陽。血亦有陰陽。陽者順氣而行。循流脉中。調和臟腑。陰者居于絡脉。專守臟腑。滋養神氣。濡潤筋骨。生于脾。統于心。藏于肝。宣于肺。静則歸經。熱則妄行。寒則凝濇。汪訒菴云。妄行于上則吐衄。妄行于下則腸風。移熱膀胱則溺血。陰虛陽摶則崩中。濕蒸熱瘀則血痢。熱勝于陰則瘡瘍。濕滯于血則癮疹。凝濇于皮膚則為冷痺。蓄血在上則善忘。蓄血在下則如狂。皆因失于攝養。變症百出。懸按四肢百骸。皆藉血以資灌溉。難成易虧。一有虧損。則凡怔忡盜汗。色枯形悴。髮脫便難。甚則偏枯癱瘓。可不知所養歟。

服藥先後

古法病在胸鬲以上者。先食後服藥。病在心腹以下者。先服藥而後食。病在四肢血脉者。宜空腹而在旦。病在骨髓者。宜飽滿而在夜。李杲云。古人活法。病在上者。不厭頻而少。病在下者。不厭頻而多。少服則滋榮于上。多服則峻補于下。愚按飲食入胃。由脾散精于肺。肺主治節。分布于臟腑。古法先服後服。可勿拘也。

勿藥論

病有天作之災。有自作之災。有人作之災。天作之災。風寒暑濕燥火六淫是也。自作之災。七情六慾飲食男女勞倦內傷是也。

人作之災。庸醫是也。其人作之災。較天作之災自作之災為尤酷。何也。夫雨暘燠寒風。五者咸若。各以其時。元氣流行。太和祥洽。乃無病之天也。人身一小天。天無病而人身亦無病。忽焉而風而寒而暑濕而燥火。氣之不正。即天有時而病。人感之而亦病。此不必治。越數日而寒消暑退。風恬火息。濕者收而燥者潤。何待治之耶。自作之災。如情志拂欝。酒色過度。飲食不調。勞倦不節。以致臟腑內傷。苟能自知撙節愛養。病即自愈。又何待治之耶。惟人作之災。如庸醫者。罔識脉理。不辨症候。讀藥性賦。熟湯頭歌。以為餬口計。輙爾懸壺。草菅人命。且有坊肆購醫方一二種。見某方治某病。强記数藥。即躍躍欲試。亦竟有服之而愈。轉相稱述。流毒愈廣。致有輕病變重。重病變死者。不可勝紀。故余謂天作之灾。自作之灾。猶可以不治。治之人作之灾。治之以致不治。其禍為尤烈也。余欲作勿藥論久矣。易曰。无妄之疾。勿藥有喜。內經曰。聖人治未病。不治已病。諺曰。有病不治。常得中醫。世安得上醫。則何如勿藥之猶為中醫乎。記有之。醫不三世。勿服其藥。此漢儒拘牽之論。竊謂義猶未盡。蓋斯道。父不能傳之子。師不能傳之弟。必其人有絕倫之聰明。加以十年二十年之學力。而又以臨證多者為更優。三折肱為良醫。三世未必即良醫也。然此言亦猶知自愛之道。今世士大夫。並不深究醫之學問若何。或偶治輕淺症。尚無大咎。或出入縉紳家。必為能事。即以性命之重付托。治之而愈。更奉之如神。治之而死。亦委之於命。或云病本不治。良可嘆也。嗟嗟。軒岐不再出。洞垣之技。世無其人。其間容亦有彼善于此者。譬之圍棋。高一着。有一着之見。而低一着者無由知之。譬之登樓。上一層。有一層之見。而下一層者無由知之。則庶幾慎選良醫。苟無其人。寧守勿藥之說。勿為人災所中。則韋甚。昔魯論記夫子一則曰疾病。再則曰疾病。初不聞其服藥。康子饋之。不敢嘗也。他日門人又記子之所慎。

疾與戰並重。夫戰危事也。聖人不得已而用之。故余非知醫者。惟勿藥一言。為深知醫之流。極而進苦言之藥也云爾

痘瘡勿藥論 歲己巳在晉陽作今並登之

內經無痘之名。而曰瘍疹。下逮越人仲景元化叔和諸公。亦無一語及痘。豈上古無此症耶。張會卿云。近代之人。醇酒厚味。造作太過。較古人之恬談。相去遠甚。是以有之。理或然歟。愚以為痘之為言瘡也。經曰瘍疹。當即痘疹。而治法不詳。比文中陳氏仲陽錢氏立齋薛氏羅田萬氏晨峯程氏東皐徐氏仲仁翁氏先賢輩出。卓有成書。至詳且備。果能潛心默究。會而通之。何患

治之不精耶。然治法最重入手。入手一錯。全局皆壞。譬如奕者於閒中布子。即須得勢也。原夫瘡以痘名者。其形似豆。故得春生之氣而發榮滋長。亦以花名者。其體似花。故得雨露之潤而含葩結實。審乎此。而一味寒涼尅伐。有不萎謝於春風者乎。夫痘未始非毒。但須審其毒之重輕。其毒之輕者。天機所鼓。不假人力。不必提表。亦斷不可亂補以滯其機。抑或點齊而不能起。或漿有不足。則審其內外因而調劑之可也。有雜時疫而毒重者。在發熱以後。未見點以前。急解其外邪而兼清裏毒。在北方之人。日食葱韭麵食。夜臥熱炕。肌家稟熱。先與解表清裏。原屬正治。然小兒元陽未充。即在北方。亦有表踈而裏虛者。故治之必須顧其元氣。元氣者與痘為終始者也。元氣傷則不能出。出而不能起。起而不能貫漿收靨。此一定之機也。故毒盛元虛。法在不治。方書所列。名異實同。其順者不必治。逆者不能治。所治惟險症耳。奈今之嵩門痘科者。相傳數方。號稱能手。無論毒之輕重。體之虛實。概以麻黃葛根之類。傷其表。大黃枳寔之類。戕其中。滑石木通之類。竭其下。每味必七八錢。或一二兩。大劑連進。動遭毒手。遂致元氣虛而不能起發貫漿。中氣虛而為空漿。或漏漿。表氣虛而潰爛不能收功。是不死於胎毒。而死於藥毒也。更可恨者。本係順症。不過服藥一二劑。有如鴆毒。頓變逆症。醫者無可藉口。反云症本不治。斷為幾朝當死。然而醫猶未已也。藥更有加也。嗚呼。欲不死得乎。噫。果死矣。人且服其神抑或僥倖於萬一而不死。則正氣已傷。毒反陷伏。或發痘癰。或成廢疾。尚不悟其前之非。而猶誇其後之功也。可慨也夫。夫治痘與治癰疽不同。癰疽初起。發散之。攻伐之。可使立時消散。而痘則未有可消散者也。庸醫妄肆攻刦。欲使毒由大小便而出。病家惑之。將消之使勿外出乎。勿外出則內攻而死矣。將散之使勿作膿乎。勿作膿則塌陷而死矣。殊不知痘毒必令外出。毒外出而成漿。漿者毒氣所化也。元氣者所賴載毒以出而貫漿收靨者也。推而至於痘後餘毒。亦由元氣虛而漿有一分不足。即毒有一分不盡之所致也。余不能勸醫之勿治病。惟願病家勿服藥。則枉死者少矣。內經言瘍疹而不立治法。又安知古聖人不早見及此耶。嘗見種花多吉。天花多凶。蓋種花多不服藥。故鮮死。天花未有不服藥。故多死也。又嘗見閭巷小兒出花甚易。亦由不服藥居多也。奈父母愛子之心。不能釋然。無已則於週歲上下。先擇稀痘良方。如法治之。而又必於春融之日。及早種花。則時和而苗良。洵可以人巧而奪天工。痘必稀而勿藥有喜也。

萬一種花而死。則天花雜以時疫。更無有不死者。萬一不服藥而死。又安所見服藥之必得生耶。伏願天下有子者。其熟思之。

種子說

種子之道。端在却病。病有在婦人者。有在男子者。有男婦俱無病。而精力不能感敵者。男子之病。非腎冷精衰。即斲喪太甚。更有勞心過度。則火炎於上。而水虧於下。此人所不覺也。婦人之病。非子宮虛冷。即情懷不暢。血中蘊熱。或房事太密。以致經水愆期。白淫白帶。此其所以不孕也。種子無定方。虛則補之。寒則溫之。熱則清之。勞心者養之。多慾者節之。即無不可以舉子。若農服田力穡。乃亦有秋昆蟲草木。皆以類生。況人為萬物之靈乎。惟精力不敵。則遲速不齊。施與受不相浹洽。受胎最難。胎之成也。昔賢皆曰男精與女血合。非也。交構之際。安得有血。蓋陽精與陰精合而胎以成。余於陰陽有餘不足論。已詳辨之矣。廣嗣訣云。三十時辰兩日半。落紅滿地是佳期。言經方止。子宮正開能受胎也。景岳非之。以為十日二十日後。亦有受胎。若依此說則凡有不端者。但於後半月為之。可毋他慮矣。愚按婦人月水。有按季及按年一行者。有一生不行而受孕者。有月月行經而產子者。論其常。勿論其變。廣嗣之言。亦自有理。請得繹其義。

盖受胎一月如珠露。若於經行十日二十日後得之。則露珠未凝。經水適来。必被冲散。故於經止下種。非特子宮正開。且受氣正滿。一月珠露已凝。經必自止。此中自有元機。世之未及一月而小産者。良不悟也。至一索得男。一索得女。此何以故。道藏經云。經止後一三五日合者。乾道成男。二四六日合者。坤道成女。東垣云。經斷一二日。血海始净。精勝其血者成男。四五日後。血脈已旺。精不勝血者成女。褚氏遺書云。兩情交暢。若陰血先至。陽精後衝。血開裹精。精入為骨而男形成。陽精先至。陰血後參。精開裹血。血入為本而女形成。丹溪云。陰陽交構。胎孕乃成。所藏之處名曰子宮一系在下上有兩岐中分為二形如合鉢一達於左一達於右精勝其血則陽為之主受氣於左子宮而成男精不勝血則陰為之主受氣於右子宮而成女此與聖濟經左動成男右動成女之義畧同按東垣及道藏經謂可計日而成男此理之所必無至褚氏以精血先後為言丹溪以子宮左右受氣為言亦均屬莫須有之事夫性理所謂二五之精妙合而凝內經所謂兩神相搏合而成形者曾未有先後之差而子宮即有兩岐斷無兩宮為可以左之右之也愚以為陰陽盛衰之理互有勝復時而陽精盛而陰不勝陽則成男時而陰精盛

而陽不勝陰則成女。此亦造物者之默相主宰。巧為變幻。而予人以配偶。固非可以人力致之。古方雖有轉女為男之説。亦猶盡人事以待天耳。無已。則不於其妻。於其妾。慎選而後娶之。必容貌豐厚而不癡肥。舉止端莊而不清奇。而最要在訪其母之多男者。則種類為宜男。褚氏遺書又言建平孝王無子。數以訪求多男婦人。至宮府。未再朞。生六子。其明徵也。而種子之時。方書謂宜選吉日。未免太迂。竊謂妻妾既得其人。而勝算握於男子。所貴氣體平和。心神怡悦。而於經水初净時。養精蓄鋭以御之。好整以暇以挑之。必獲一戰成功。或亦人定勝天之一法。世有艱於嗣者。聞余言。其亦可以進於道矣。

調息　愚按晨起及飯後。微微呵出濁氣。即攬唾津嚥下。更不用吸。恐寒氣入也。

道經六字訣。呵呼呬嘘吹嘻。每日面東靜坐。叩齒数通。舌攪口中。候水滿嗽數遍。分三口嚥下。以意送至丹田。輕輕念呵字治心。即閉口鼻吸清氣。再念呼字治脾。再念呬字治肺。再念嘘字治肝。再念吹字治腎。再念嘻字治三焦。各六次。並吸清氣。俱不得有聲。謂之三十六小周天。　又蘇子瞻養生頌曰。已飢方食。未飽先止。散步逍遥。坐臥自便。常言此身若少動摇。便墮地獄。如商君法。如孫武令。又視鼻端。數息出入。此心寂然。諸病自除。

內經脉義

五十營篇曰。天周二十八宿。人經二十八脉。周身十六丈二尺。以應二十八宿。漏水下百刻。故人一呼脉再動。氣行三寸。一吸脉亦再動。氣行三寸。呼吸定息。氣行六寸。二百七十息。氣行十六丈二尺。一周于身。一萬三千五百息。氣行五十周于身。漏下百刻。故五十營備。得盡天地之壽。凡行八百一十丈也。

三部九候論曰。天地之至數。始于一。終于九。以應九野。故有上中下之部。部各有三候。以決死生。三候者有天有地有人也。上部天。兩額之動脉。上部地。兩頰之動脉。上部人。耳前之動脉。中部天。手太陰也。中部地。手陽明也。中部人。手少陰也。下部天足厥陰也。下部地足少陰也。下部人足太陰也。故下部之候天以候肝。地以候腎。人以候脾胃。中部之候天以候肺。地以候胸中。人以候心。上部之候。天以候頭角。地以候口齒。人以候耳目。必先度其形之肥瘦。以調其氣之虛實。實則寫之。虛則補之。

景岳云。寸口脉亦有三部九候。三部者。寸關尺也。九候者。三部中各有浮中沉也。如寸為陽。為上部。主頭項以至心胸之分也。關為陰陽之中。為中部。主臍腹胠脇之分也。尺為陰。為下部。主腰股足脛之分也。三部中各有三候。是為九候。如浮主皮膚。候表及腑。中主肌肉。以候胃氣。沉主筋骨。候裏及臟。

按近世診法皆如是。又按自關上至魚際。長一寸。故名寸。自關下至尺澤長一尺。故名尺

玉機真藏論曰。春脉如弦。春脉者肝也。東方木也。萬物之所以始生也。故其氣來耎弱輕虛而滑。端直以長。故曰弦。實而强此謂太過。病在外。不實而微。此謂不及。病在中。夏脉如鉤。夏脉者心也。南方火也。萬物之所以盛長也。故其氣來盛去衰。故曰鉤。來盛去亦盛。此謂太過。病在外。來不盛去反盛。此謂不及。病在中。秋脉如浮。秋脉者肺也。西方金也。萬物之所以收成也。其氣來輕虛以浮。來急去散。故曰浮。毛而中央堅。兩旁虛。此謂太過

病在外。毛而微。此謂不及。病在中。冬脈如營。冬脈者腎也。北方水也。萬物之所以合藏也。其氣來沉以搏。故曰營。如彈石者。此謂太過。病在外。去如數者。此謂不及。病在中。脾脈者土也。孤藏以灌四旁者也。善者不可得見。惡者可見。其來如水之流者。此謂太過。病在外。如鳥之喙者。此謂不及。病在中。又曰。形氣相得。謂之可治。色澤以浮。謂之易已。脈從四時。謂之可治。脈弱以滑。是有胃氣。命曰易治。形氣相失。謂之難治。色夭不澤。謂之難已。脈實以堅。謂之益甚。脈逆四時。為不可治。病熱脈靜。泄而脈大。脫血而脈實。皆難治。又曰。真肝脈至。中外堅。如循刀刃。責責然如按琴瑟弦。色青白不澤。毛折乃死。真心脉至堅而摶。如循薏苡子累累然。色赤黑不澤。毛折乃死。真肺脉至大而虛。如以毛羽中人膚。色白赤不澤。毛折乃死。真腎脉至摶而絶。如指彈石辟辟然。色黑黄不澤。毛折乃死。真脾脉至弱而乍數乍踈。色黄青不澤。毛折乃死。五藏者皆禀氣于胃。胃者五藏之本也。臟氣者不能自致于手太陰。必因于胃氣。故邪氣勝者。精氣衰也。病甚者胃氣不能與之俱至于手太陰。故真臟之氣獨見。獨見者病勝臟也。故曰死。

平人氣象論曰。平人之常氣禀于胃。胃者平人之常氣也。人無胃氣曰逆。逆者死。春胃微弦曰平。弦多胃少曰肝病。但弦無胃曰死。胃而有毛曰秋病。毛甚曰今病。藏真散于肝。肝藏筋膜之氣也。夏胃微鉤曰平。鉤多胃少曰心病。但鉤無胃曰死。胃而有石曰冬病。石甚曰今病。藏真通于心。心藏血脉之氣也。長夏胃微耎弱曰平。弱多胃少曰脾病。但代無胃曰死。耎弱有石曰冬病。弱甚曰今病。藏真濡于脾。脾藏肌肉之氣也。秋胃微毛曰平。毛多胃少曰肺病。但毛無胃曰死。毛而有弦曰春病。弦甚曰今病。藏真高于肺。以行營衛陰陽也。冬胃微石曰平。石多胃少曰腎病。但石無胃曰死。石而有鉤曰夏病。鉤甚曰今病。藏真下于腎。腎藏骨髓之氣也。胃之大絡。名曰虛里。貫鬲絡肺。出于左乳下。其動應衣。脉宗氣也。盛喘數絶者。則病在中。結而橫有積矣。絶不至曰死。乳之下。其動應衣。宗氣泄也。又曰寸口之脉中手短者。曰頭痛。寸口脉中手長者。曰足脛痛。寸口脉中手促上擊者。曰肩背痛。寸口脉沉而堅者。曰病在中。寸口脉浮而盛者。曰病在外。寸口脉沉而弱。曰寒熱及疝瘕少腹痛。寸口脉沉而橫。曰脇下有積。腹中有橫積痛。寸口脉沉而喘。曰寒熱。脉盛滑堅者。病在外。脉小實而堅者。病在內。脉小弱以濇。謂之久病。脉滑浮而疾者。謂之新病。脉急者。曰疝瘕少腹痛。脉滑曰風。脉濇曰痺。緩而滑曰熱中。盛而緊曰脹。臂多青脉曰脫血。尺脉緩濇。謂之解㑊。安臥脉盛曰脫血。尺濇脉滑。謂之多汗。尺寒脉細。謂之後泄。脉尺粗常熱者。謂之熱中。

脉要精微論。曰夫脉者血之府也。長則氣治。短則氣病。数則心煩。大則病進。上盛則氣高。下盛則氣脹。代則氣衰。細則氣少。濇則心痛。渾渾革至如湧泉。病進而色獘。綿綿其去如弦絶者死。又曰。麤大者。陰不足。陽有餘。為熱中也。來疾去徐。上實下虛。為厥巔疾。來徐去疾。上虛下實。為惡風也。故中惡風者。陽受氣也。脉俱沉細数者。少陰厥也。沉細数散者。寒熱也。浮而散者為眴仆。諸浮不躁者皆在陽。則為熱。其有躁者在手。諸細而沉者。皆在陰。則為骨痛。其有靜者在足。數動一代者。病在陽之脉也。洩及便膿血。濇者陽氣有餘也。滑者陰氣有餘也。陽氣有餘為身熱無汗。陰氣有餘為多汗身寒。陰陽有餘則無汗而寒。按之至骨。脉氣少者。腰脊痛而身有痺也。又心脉急。病名心疝。心為牡臟。小腸為之使。故少腹當有形也。胃脉實則脹。虛則泄。又曰脉小以濇謂之久病。脉浮而滑謂之新病。

通評虛實論曰。乳子而病熱。脉懸小者。手足溫則生。寒則死。乳子中風熱。喘鳴肩息者。脉實大也。緩則生。急則死。

陰陽別論曰。陰陽虛腸辟死。陽加于陰謂之汗。陰虛陽摶謂之崩。

決氣篇云。人有精氣津液血脉。兩神相摶。合而成形。常先身生。是謂精。上焦開發。宣五穀味。熏膚充身澤毛。若霧露之漑。是謂氣。腠理發泄。汗出溱溱。是謂津。穀入氣滿。淖澤注于骨。骨屬屈伸。泄澤。補益腦髓。皮膚潤澤。是謂液。中焦受氣取汁。變化而赤。是謂血。壅遏營氣。令無所避。是謂脉。

邪氣臟腑病形篇曰。見其色。知其病。命曰明。按其脉。知其病。命曰神。問其病。知其處。命曰工。知一則為工。知二則為神。知三則神且明矣。

難經脈義

五難曰。初持脈。如三菽之重。與皮毛相得者。肺部也。如六菽之重與血脈相得者。心部也。如九菽之重與肌肉相得者。脾部也。如十二菽之重。與筋平者。肝部也。按之至骨。舉指來疾者。腎部也。

四難曰。脈有陰陽之法。呼出心與肺。吸入腎與肝。呼吸之間。脾受穀味也。其脈在中。浮者陽也。沉者陰也。心脈俱浮。然浮而大散者心也。浮而短濇者肺也。肝腎俱沉。然牢而長者肝也。按之濡。舉指來實者腎也。脾在中州。故其脉在中。

十四難曰。上部有脉。下部無脉。其人當吐。不吐者死。上部無脉下部有脉。雖困無能為害。

仲景脉義

凡脉浮大数動滑。此名陽也。沉濇弱弦微。此名陰也。陰病見陽脉者生。陽病見陰脉者死。

寸口脉微。名曰陽不足。陰氣上入陽中。則洒淅惡寒也。尺脉弱。名曰陰不足。陽氣下陷入陰中。則發熱也。陽脉浮。陰脉弱。則血虛。血虛則筋急也。

其脉沉者。荣氣之微也。其脉浮而汗出如流珠者。衛氣之衰也。

寸口脉浮為在表。沉為在裏。数為在腑。遲為在臟。若脉浮大者。氣實血虛也。浮滑数疾之脉。發熱汗出不觧者。不治。

寸口脉浮而緊。浮則為風。緊則為寒。風則傷衛。寒則傷營。營衛俱病。骨節煩疼。當發其汗也。

寸口脉浮大。而醫反下之。此為大逆。浮則無血。大則為寒。寒氣相搏。則為腸鳴。醫乃不知。而反飲冷水。冷汗大出。水得寒氣。冷必相搏。其人即䭇。

諸脉浮数。當發熱而反灑淅惡寒。若有痛處。飲食如常者。當發其癰。脉数不時則生惡瘡。
初持脉來疾去遲。此出疾入遲。名曰内虚外實也。初持脉來遲去疾。此出遲入疾。名曰内實外虚也。
持脉病人欠者。無病也。呻者病也。言遲者風也。摇頭言者裏痛也。行遲者表強也。坐而伏者短氣也。坐而下一脚者腰痛也。裏實護腹如懷卵物者。心痛也。
人病恐怖者。脉形如循絲纍纍然。其面白脱色也。人愧者。脉浮而面色乍白乍赤也。又曰脉有名災怪者。假令人病得太陽。與形證相應。因為作湯。比還服湯如食頃。乃大吐。若下痢。腹中痛。

前不見此症。令乃變異。是名災恠。問緣何作此吐痢。曰。或有舊
時服藥。令乃發作。故名災恠耳。
寸脉下不至關為陽絶。尺脉上不至關為陰絶。此皆不治。決死
也。若計其餘命死生之期。期以月節尅之也。
脉病人不病。號曰行屍。以無生氣。卒眩仆不識人者。短命則死。
人病脉不病。名曰內虛。以無穀神。雖困無害。
問緊脉從何而來。曰假令亡汗。若吐。以肺裏寒。故令脉緊也。假
令欬者坐飲冷水。故令脉緊也。假令下利。以胃中虛冷。故令脉
緊也。

寸口脉弱而遲。弱者胃氣微。遲者營中寒。營為血。血寒則發熱。衛為氣。氣微者心内饑。饑而虛滿不能食也。

寸口脉弱而緩。弱者陽氣不足。緩者胃氣有餘。噫而吞酸。食卒不下。氣填于膈上也。

寸口脉微而濇。微者衛氣不行。濇者營氣不足。營衛不能相将。三焦無所仰。身體痺不仁。營氣不足則煩疼。口難言。衛氣虛則惡寒数欠。三焦不歸其部。上焦不歸者。噫而酢吞。中焦不歸者。不能消穀引食。下焦不歸者。則遺溲。又營氣不足。面色青。衛氣衰。面色黄。營為根。衛為葉。營衛俱微。則根葉枯槁而寒慄欬逆吐腥吐涎沫也。

寸口脉微。尺脉緊。其人虛損多汗。知陰常在。絕不見陽也。

寸口諸微亡陽。諸濡亡血。諸弱發熱。諸緊為寒。諸乘寒者則為厥。鬱冒不仁。以胃無穀氣。脾濇不通。口急不能言。戰而慄也。

男子脉浮弱而濇。為無子。精氣清冷。脉得諸芤動微緊。男子失精。女子夢交。

男子平脉虛弱細微者。喜盜汗也。脫沉小遲。名脫氣。其人疾行則喘喝。手足逆寒腹痛。甚則溏泄。食不消化也。脉弦而大。弦則為減大則為芤。減則為寒。芤則為虛。虛寒相摶。此名為革。婦人半產漏下。男子亡血失精。

脉浮而洪。多汗如油。喘而不休。水漿不下。形體不仁。乍動乍靜。此為命絕。陽反獨留。形體如烟熏。直視搖頭。此為心絕。唇吻反青。四肢漐習。此為肝絕。環珠黧黑。柔汗發黃。此為脾絕。溲便遺失。狂言目反直視。此為腎絕。脉浮而滑。浮為陽。滑為實。陽實相搏。其脉数疾。衛氣失度。發熱汗出者不治。

病人脉微弱濇者。此為醫大發其汗。又数大下之。其人亡血。病當惡寒。後乃發熱。無休止時。夏月欲着複衣。冬月欲裸其身。所以然者。陽微則惡寒。陰弱則發熱。

病人鼻色青。腹中冷。苦痛者死。鼻色微黑者。有水氣。色黄者。胸上有寒。色白者。亡血也。設微赤非時者死。目正圓者。痓不治。又色青為痛。色黑為勞。色赤為風。色黄者便難。色鮮明者有留飲。又曰。病人語聲寂然。喜驚呼者。骨節間病。瘖瘖然不徹者。心膈間病。啾啾然細而長者。頭中病。

滑伯仁脉義

持脉之要有三。曰舉按尋。輕手循之曰舉。重手取之曰按。不輕不重。委曲求之曰尋。初持脉。輕手按之。脉見皮膚之間者。陽也。腑也。亦心肺之應也。重手得之。脉附于肉下者。陰也。臟也。亦肝腎之應也。不輕不重中而取之。其脈應于血肉之間者。陰陽相適中和之應。脾胃之候也。若委曲尋之而若隐若見則陰陽伏匿之脈也。又曰察脈須識上下來去至止六字上者為陽來者為陽至者為陽下者為陰去者為陰止者為陰也。上者自尺部上于寸口陽生于陰也。下者自寸口下于尺部陰生于陽也。來者自骨肉之分而出于皮膚之際氣之升也。去者自皮膚之際而還于骨肉之分氣之降也。應曰至息曰止也

景岳脈義

浮脈雖屬表。而凡陰虛少血中氣虧損者。必浮而無力。沉雖屬

裏。而凡表邪初感之深者。寒束皮毛。脉不能達。其必沉緊。數脉偏熱。而實熱者未必皆數。凡虛損之症。陰陽俱困。虛甚者數必甚。遲雖為寒。凡傷寒初退。餘熱未清。脉多遲滑。弦強類實。而真陰胃氣大虧。及關格等症。脉必豁大而弦。微細類虛。而凡痛極氣閉。脉必伏匿。又曰寒邪內傷。或食停氣滯。而心腹急痛。以致脉伏。或促或結。此以邪閉經絡而然。然必有痛脹等症可據。又若四肢厥逆。或惡風怯寒。而脉見滑數。此由熱極。生寒。然必有煩熱便結等症可辨也。又有餘之病。忌見陰脉。不足之病。忌見陽脉。久病忌見數脉。新暴之病。而見形脫脉脫者死。

病有症實脉虛者。如外雖煩熱而脉見微弱者。必火虛也。腹雖脹滿。而脉見微弱者。必胃虛也。此宜舍症從脉。又有本無煩熱。而脉見洪数者。非火邪也。本無脹滯。而脉見弦强者。非内實也。此宜從證之虛。不從脉之實也。又曰從脉從證之法。以病有輕重也。如病本輕淺。別無危候者。但因見在以治其標。此從症也。若病關臟氣。稍見疑難。則須詳辨虛實。憑脉下藥。方為切當。凡元氣虛敗之症。脉有微極欲絶者。若用回陽救本等藥。脉氣徐徐漸復者。乃為佳兆。若陡然暴出。忽如復元者。必于周日之後復脱。如故。是必不治。其無漸復生意者。自不必治。而惟胃脉獨存者。猶可冀其萬一。

凡小便人但見其黃。便謂是火。不知人逢勞倦。或焦思多慮。或瀉痢不期。或酒色傷陰。小便亦黃。使非有淋痛熱症。不可便謂之火。以津液由于氣化。氣病則小便亦不利也

又云。痞與滿不同。脹滿填胸。此實邪也。若但不欲食。不知饑飽。似脹非脹。乃痞氣耳。此邪在胸中者有之。或脾虛不運者有之。病者但見胃氣不開。即曰飽悶。而實非真滿也。用補之法。不可造次。全在先察其胸腹之寬否。然後以漸而進。如執在危急。元氣大虛。而胸腹又脹。此虛不受補。不治之症。試之屢驗。

按以上脉義。俱採全集中之精要者。備録于此。以資參究。餘散見於各條中。

原病

傷寒

海鹽錢一桂東堂著

黃帝問岐伯曰。人傷於寒而傳為熱何也。曰寒盛則生熱也。按寒之傷人。必先於表。自太陽以及陽明少陽。乃入陰經。由太陰少陰以及厥陰。六經乃盡。後漢張仲景傷寒論。列三百九十七法。惓惓於傷風傷寒陰陽營衛之辨。論治卓越。深切著明。為千古俎豆不祧之一人。靈素以後。首創醫方。無一語拾人唾餘。共製一百十三方。凡用人參者二十。用附桂者五十餘。皆出奇制勝。大旨以麻黃桂枝二湯。分治有汗無汗。全不用羌活防風。惟兩感症不列治法。至潔古製大羌活等湯。兼治兩感。海藏製神朮等湯。兼治發痓。皆用羌防代之。亦以補古人所未備也。夫傷寒之症不一。冬月犯寒即發爲正傷寒。其重者爲兩感。爲直中。有不即病者。寒邪客於營衛。至春復受風寒而發爲溫病。又有感四時不正之氣。長幼傳染相似。爲瘟疫。治法各有專條。又或荒亂之後。饑飽勞役。兼感風寒。症同陰寒直中者。此內外俱傷症。宜內托。喻嘉言每以人參加表藥中。全用。帝曰。熱病者皆傷寒之類也。金鑑云。傷寒者。傷冬月之正寒也。温病熱病者。傷三時之暴寒也。愚按正傷寒治法。不必拘日數。但有表症而脉見緊數。仍當解散。但有裏症而脉見沉實。即當攻裏。若表症尚在。裏症未實。便當和解。

金鑑云。太陽主表。為一身之外藩。總六經而統營衛。凡外因百病之襲人。必先於表。表氣虛。則營衛之氣不能禦外。故邪乘之。經曰不得虛邪。不能獨傷人。必因身形之虛而後客之也。風。陽邪也。寒。陰邪也。故中風則衛受之。中寒則營受之。衛分受邪則有汗。為虛邪。桂枝症也。營分受邪則無汗。為實邪。麻黃症也。營衛俱受邪。均無汗。皆為實邪。大青龍症也。大綱三法。用之得當。其邪立解。又云冬固寒令也。然春月餘寒。秋末早寒。皆能致病。但有無汗實邪症候。即可謂之傷寒也。

仲景桂枝湯。為羣方之冠。乃觧肌驅風調和營衛之第一方也。原文云適寒温服。服已須臾啜熱稀粥。以助藥力。温覆令一時許。徧身漐漐微似有汗者益佳。不可令如水淋漓。病必不除。若一服汗出停後服。不必盡劑。若汗不出。更服。病重者一日夜周時觀之。服一劑盡。麻黄湯乃發汗散寒之方也。原文云温服覆取微似汗。不須啜粥。餘如桂枝法。大青龍湯乃風寒兩觧之方也。原文云温服。取微似汗。汗出多者。温粉撲之。汗多亡陽遂虚。

惡風煩躁不得眠也。觀此可知仲景用藥。如此細密。曰適寒溫服。曰溫服。曰覆取汗。曰溫覆。字字斟酌。金鑑云麻黃不溫覆取汗則不峻。別方多有用之者。皆不溫覆也。

喻嘉言云大青龍湯解肌兼發汗取龍興而雨降。煩熱頓除。以症兼煩躁也。又有風寒皆傷表裏皆熱者。故立白虎湯以輔青龍之不逮。東垣謂邪在陽明。肺受火尅。故取西方金神命名也。

按昔賢謂煩出于心。躁出于腎。故陰症但躁不煩。及先躁後煩者皆不治。凡太陽症不汗出而兼煩躁。宜汗。若陽明不大便而煩躁。宜下。少陰症脉沉細。無熱惡寒。吐利厥逆煩躁。宜溫。

經曰。傷寒一日。巨陽受之。太陽經脉循腰脊。經頭項。故頭項痛。腰脊強。二日陽明受之。陽明主肉。其脉挾鼻絡于目。故身熱目痛。而鼻乾不得臥。三日少陽受之。少陽主胆其脉循脇絡于耳。故胸脇痛而耳聾。四日太陰受之。太陰脉布胃中。絡于嗌。故腹滿而嗌乾。五日少陰受之。少陰脉貫腎絡于肺。繫舌本。故口燥舌乾而渴。六日厥陰受之。厥陰脉循陰器。絡于肝。故煩滿而囊縮。兩感者。一日則太陽與少陰俱病。有頭痛項強。而又口乾煩渴也。二日則陽明與太陰俱病。有身熱譫語。而又腹滿不飲食也。三日則少陽與厥陰俱病。有脇痛耳聾。而又囊縮厥逆也。此陰陽表裏俱病。欲汗之則有裏症。欲下之則有表症。故内經仲景皆曰必死。潔古大羌活湯感之淺者尚或可治。仲景無治法。但云兩感俱作。治有先後。如表症急當先救表。裏症急當先救裏。李梴云陽症體痛而不下利者爲表急。先以葛根麻黄觧表。後以調胃承氣攻裏。陰症身痛而下利不止者爲裏急。先用四逆救裏。後以桂枝救表。陰陽未分者。陶氏冲和湯探之。愚按經言。閱一日傳一經。不可拘泥。常見有十餘日尚在太陽未傳經者。亦有二三日即顯下症者。又傷寒小便清者。病不在裏。仍在表也。

趙嗣真曰。傷寒合病者。二陽經或三陽經。同病不傳者也。併病者。一經先受病。又過一經。病之傳者也。如太陽陽明。若併而未盡。仲景所謂太陽經不罷。面赤陽氣拂鬱。在表不得越。煩躁短氣猶當汗之以各半湯。若併之已盡。仲景所謂太陽症罷。潮熱手足汗出。大便鞕而譫語。法當下之以承氣湯。仲景治太陽陽明合病。主葛根湯。太陽少陽合病。主黄芩湯。少陽陽明合病者。主承氣湯。三陰有兩感而無合病。此事難知云。太陽傳太陰。謂之悮下傳。太陽傳少陰謂之表裏傳。太陽傳厥陰。謂之首尾傳。三陰不至于首。惟厥陰與督脉上行。與太陽相接。突變至重。喻嘉言曰。仲景于太陽帶陽明症。其風傷衛。則桂枝湯加柴胡。寒傷營。則麻黃湯加柴胡。合併之病。亦然。太陽而畧兼陽明。則以方來之陽明為重。則加葛根。陽明而尚兼太陽。則以未罷之太陽為重。故不加葛根。

趙嗣真曰。仲景太陽篇云。病發熱頭痛。脉反沉。身體疼痛。當救其裏。宜四逆湯。少陰篇云。少陰病始得之。反發熱脉沉者。麻黃附子細辛湯。均是發熱脉沉。以其頭痛。屬太陽陽症。脉當浮而反不能浮。以裏久虛寒。正氣衰微。又身體疼痛。故宜救裏。假令裏不虛寒而脉浮。則正屬麻黃症矣。均是發熱脉沉。以無頭痛。

屬少陰。陰病當無熱。今反熱。寒邪在表。未全傳裏。但皮膚鬱閉為熱。故用麻黄細辛以發表熱。附以温少陰之經。假令寒邪入裏。外必無熱。當見吐利厥逆等症。則正屬四逆湯症矣。按傷寒傳入三陰。尚有在經表症。如太陰有桂枝加芍藥湯。厥陰有當歸四逆湯。及少陰有麻黄附子細辛湯。皆陰經表藥也。又少陰雖有反發熱。而無頭痛。厥陰雖有頭痛。而無身熱。即熱亦不甚。故但有纖毫頭痛惡寒者。尚為在表。惡寒者。雖無風而亦惡。惡風者當風則惡。故惡寒必兼惡風。惡寒亦有陰陽之別。惡風惟屬陽經。頭痛三陽皆有之。身痛則六經皆有之。

仲景治太陽陽明合病。喘而胸滿者。用麻黃湯。蓋心下滿。腹痛為實則宜下。此胸中滿。去表猶近。仍當提出太陽。宜汗之。不令陷入陽明。經言陽明病。脉浮無汗而喘者。發汗則愈。又按太陽陽明合病下利者。葛根湯。陽經合病。必自下利。葛根為陽明主藥。蓋以方來之陽明為重也。

仲景桂枝湯治太陽中風。陽浮而陰弱。發熱頭痛。自汗惡風惡寒。鼻鳴乾嘔。喻嘉言曰。風寒並舉。義重惡風。蓋惡風未有不惡寒者。按惡寒雖屬表。亦分虛實。無汗惡寒為表實。宜發汗。汗出惡寒為表虛。宜解肌。汗多者桂枝甘草湯。無汗不得用桂枝湯。

李東垣云。表虛用桂枝湯。若腹中急痛。用小建中。一治表虛。一治裏虛。

經曰。何緣得陽明病。曰太陽病。若下。若汗。若利小便。此亡津液。胃中乾燥。因轉屬陽明。大便難也。又曰。太陽初病。發其汗。汗先出不徹。因轉屬陽明。能食為中風。陽邪能消穀也。不能食為中寒。陰邪不能消穀也。按陽明外症。身熱汗出。不惡寒。反惡熱。是也。此為在經。仍可汗散。若熱邪已入胃腑。痞滿燥實堅全見。三焦大熱。譫語自汗。不惡寒。脉沉實者。為當下。欲行大承氣。先與小承氣。鮑氏曰。陽明以胃實為正。則皆下症也。其來路自太陽凡陽明症見八九。而太陽症尚有一二未罷。可汗而不可下也。其去路則趨少陽。凡陽明症雖見八九。而少陽症畧見一二。惟當和解。汗下兩不可用也。按胃為水穀之海。四旁有病。皆傳入胃。已由經入腑。則不復傳他經。如太陽經傳胃。則不復傳陽明。陽明傳胃。則不復傳少陽。少陽傳胃。則不復傳三陰。三陰或亦有傳胃者。

陽明症。有正陽陽明。有太陽陽明。有少陽陽明。自陽明傳入胃腑。不惡寒。腹滿便鞕者。宜大承氣下之。若汗多發熱。微惡寒者。為外未解。其熱不潮。未可與下。若腹滿不大便。可與小承氣微和胃氣勿令大泄下盖謂陽明有在經者未全入腑耳成無已曰自太陽少陽傳入胃者衆所共知自三陰傳入胃者鮮或能識三陰有急下之症多矣經曰脉浮緩手足温者繫在太陰當發黄若小便利者不能發黄至七八日大便鞕者陽明病也程郊倩曰此為太陰陽明陽明為病本之胃實不特三陽受邪能轉屬陽明即三陰亦能轉屬陽明按大承氣通治三焦小承氣治上焦不犯下焦調胃承氣治中焦不犯上焦不肯誅罰無辜也仲景治陽明症自汗小便利大便秘者有蜜煎導法以代攻下熱猶未實恐與下藥則液愈耗也

仲景曰。病發于陽而反下之。熱入。因作結胸。病發于陰而反下之。因作痞。皆以下之太早故也。成無已註云。發熱惡寒者發于陽也。無熱惡寒者發于陰也。按三陰症已傳入胃之腑。亦可下。若在經而下。謂之悞下。仲景治太陽悞下。轉屬太陰。腹滿大實痛。用桂枝湯加大黃芍藥。又太陽桂枝症。發熱頭痛惡風。因悞下之。利遂不止。脉促者表未解也。喘而汗出者用葛根芩連湯。若表邪傳裏。必先胸以至心腹入胃。是以胸滿多帶表症。宜微汗。若脇滿多帶半表半裏。宜和。結實燥渴便閉。宜下。心下滿而鞕痛。為結胸。鞕而不痛者為痞。不鞕不痛心下滿悶。為支結。又有水飲結于胸中。但頭微汗。餘無汗。非熱結也。名水結胸。亦有心下鞕痛。無熱症者。名寒實結胸。按結胸亦有因熱已入裏。久不攻之。失下而成者。仍當下之。然脉浮大者。猶帶表邪。不可下。結胸脉沉緊。若寸浮關沉。或脉浮滑。熱未深也。名小結胸。陶節菴曰。結胸因下早而成。若未曾經下者。乃表邪傳入胸中。胸雖滿悶。當為在表。正屬少陽部分。宜小柴胡對小陷胸湯治之。仲景于表症未除。裏症又急。汗出不解。熱結在胃。心下痞鞕。嘔而下利。或往來寒熱。煩渴譫語。腹滿便閉。脉洪或沉實弦數者。立大柴胡葛根黄芩湯。合表裏而兼治之。周揚俊曰。仲景于太陽入膀胱腑症。用五苓散。少陽兼陽明腑症。用大柴胡湯。皆表裏兩觧治法。

經曰傷寒邪在半表半裏。以吐除煩則傷氣。氣虛者悸。以下除滿則亾血。血虛者驚。又曰脉弦細頭痛發熱者。屬少陽。不可汗。汗之則譫語。又傷寒中風有柴胡症。如往來寒熱。胸脇痞滿。默默不欲食。心煩喜嘔。或腹痛脇痛。或渴或欬或利或悸。小便不利。口苦耳聾。脉弦。或汗後餘熱不觧。但見一二症便是。不必悉具也。經曰傷寒五六日發熱而嘔。以他藥下之。柴胡症仍在者。復與柴胡湯。必蒸蒸而振。發熱汗出而愈。按小柴胡湯。亦治傷寒五六日頭汗出。微惡寒。手足冷。心下滿不欲食。大便鞕。脉細者為陽微結。仲景曰。汗出為陽微。假令純陰結。不得復有外症。脉雖沉緊。不得為少陰病。陰不得有汗。今頭有汗。故知非少陰也。

傷寒有協熱下利者。仲景曰。若不宜下而便攻之。内虛熱入。協熱遂利。煩躁。諸變不可勝數。或心下痞鞕。表裏不解者。桂枝人參湯主之。按世醫妄用芩連。治表熱。熱愈不退。亦有下利者。世稱傷寒無補法。不見經傳。惟孫真人云。服承氣湯。得痢瘥。慎不補中。陶節菴云。汗吐下後。不可便用參芪大補。蓋因攻而愈。

本為實邪。自不可妄補耳。令人病傷寒。多有勞倦內傷七情挾虛之症。即仲景方。專以外感為法。其中亦儘有用參芪。頗及脾胃元氣。亦豈不可師耶。近代如景岳之大溫中飲。五柴胡飲等新方。用內托以逐外邪。卓然名家。開後人無数法門。

志稱黃帝時經方十一家。蓋與禁方都不傳。有之自仲景始。著有傷寒論。專治傷寒。共一百十三方。金匱要畧。專治雜病。共二十五章。本自一書。實能洩造化之機。闡陰陽之秘。神明于法。為千古獨絕者也。傷寒論自成無已創註。後踵之者。五十餘家。金匱要畧自趙良衍義後。繼之者十餘家。惟是文義古奧。簡編舛錯。復得金鑑一書。訂正註釋。而集大成。故讀仲景書。不可不讀金鑑也。然學者于傷寒門。必先于表裏陰陽四字。辨認精細。則寒熱虛實自明。否則未能操刀而割。枉死多矣。又按傷寒有發斑者。由寒毒不解。凡見足冷耳聾煩悶欬嘔者。此其候也。若見黑斑。或大便自利。或短氣。或二便不通。俱在不治。或有悮服寒凉藥。以致泄瀉。用溫藥內托。得大汗後。反有赤斑隨出、即愈。又有發黃者。俱係濕熱。又有發狂者。此陽明熱邪乘心。必見可下之症。倘屬虛狂。禁之則止者。須察陰陽而補之。又有發厥者。症有陰陽。陽厥陽極似陰也。由熱邪內結。或由失下。陰厥獨陰無陽也。此真寒直中陰經。成氏曰：邪在三陽，則手足必熱；傳到太陰，手足自溫；至少陰，則邪熱漸深，故四肢逆而不溫；及至厥陰，則手足厥冷。仲景又曰：傷寒脉微而厥，至七八日膚冷，其人躁無暫時安者，此為臟厥，陽氣絶也。又有蚘厥，當自吐蚘，由臟寒胃虛。又有譫語鄭聲，譫語皆屬熱，鄭聲則為神虛。或尋衣撮空，面壁，皆悞下悞表所致。身有微熱，脉見洪滑者生；若脉見微弱細急而逆冷者，不治。又有衄血，論曰：傷寒小便清者，知不在裏，仍在表也，當發其汗。若頭痛者必衄，宜桂枝湯。又曰：脉浮緊，不發汗，因致衄者，麻黄湯主之。又有蓄血症，經曰：太陽病七八日表症仍在。脉沉而微。反不結胸。其人如狂者。以熱在下焦。少腹當鞕滿。小便自利者。下血乃愈。論又曰。陽明病下血譫語者。此為熱入血室。男女皆有之。又曰。婦人中風。七八日續得寒熱。發作有時。如瘧狀。經水適斷者。此為熱入血室。其血必結。小柴胡主之。

忌汗

症有不可發汗者。仲景曰。陽盛陰虛。下之則愈。汗之則死。陰盛陽虛。汗之則愈。下之則死。脉浮緊者。當身痛。宜汗之。假令尺脉遲者。不可發汗。以營弱血少故也。咽燥喉乾者。不可發汗。津液不足也。咳而小便利。若失小便者。不可發汗。發汗則四肢厥冷。下利雖有表症。不可發汗。汗出必脹滿。走津液而胃虛也。淋家不可發汗。發汗必便血。亾耗津液反增客熱也。衄家亾血家不可發汗。發汗則陰陽俱虛。針經曰奪血者無汗。奪汗者無血。王海藏曰仲景言衄家不可發汗。蓋為脉微也。若浮緊者麻黄湯。浮緩者桂枝湯。活人云脉微者黄芩芍藥湯犀角地黄湯。瘡家雖傷寒身痛。不可發汗。發汗則痓。表虛熱聚。故生瘡。汗之則表益虛熱益盛而生風。故變痓。少陰病脉沉細數。病為在裏。不可發汗。少陰病但厥無汗而强發之。必動其血。或從口鼻。或從目出。是名下厥上竭。難治。脉動數微弱者。不可發汗。脉沉遲為在裏。反發其汗。則津液越出。大便難。表虛裏實。必譫語。汗家重發汗。必恍惚心亂。汗者心之液。心亡血液也。腹中上下左右有動氣者。不可發汗按應發汗症散見前論中不另列

當下。

發汗不解腹滿痛者。急下之。下利三部脉皆平。按之心下鞕者。急下之。脉滑而數者。有宿食也。宜下之。仲景曰。滑則穀氣實。又曰寸脉浮大。按之反濇。尺中亦微而濇。知有宿食。宜下之。傷寒六七日目中不了了。睛不和。無表裏症。大便難。身微熱者。此為

實也。急下之。陽明病發熱汗多者。急下之以存津液。少陰病得之二三日。口燥咽乾者。急下之以救欲絶之水。少陰症六七日。腹脹不大便者。急下之以救腎水。少陰病自利清水。色純青。心中必痛。目中燥者。急下之。此亦少陰傳入陽明府症也。有病循衣摸床。兩手撮空者。此胃熱也。亦承氣湯主之

忌下

太陽病外症未解。不可下。脉浮大不可下。浮大為在表。惡寒不可下。惡寒邪在表。嘔多雖有陽明症。不可下。嘔為邪在上焦。陽明病不能食。攻其熱必噦。胃中虚冷故也。但陽明病應發汗反

下之。此為大逆。太陽陽明合病。喘而胸滿不可下。宜麻黃湯。肺氣清則胃邪自散。少陰病陽虛。尺脉弱澁者不可下。脉数不可下。数為血虛為熱。下之則熱邪入裏。血虛為亾陰。惡水者不可下。下之則裏冷不嗜食。完穀出。頭痛目黃者不可下。虛家不可下。陽微不可下。下之痞鞕。諸四逆厥者不可下。以上三條節錄汪訒菴纂本

温病

内經曰。凡病傷寒而成温者。先夏至日為病温。後夏至日為病暑。又曰。冬傷于寒。春必病温。又曰。冬不藏精。春必病温。仲景曰。太陽病發熱而渴。不惡寒者為温病。發汗已。身熱灼者名風温。

風温為病。脉陰陽俱浮。自汗出。身重多眠。睡鼻息必鼾。語言難出。若被下者。小便不利。直視失溲。若被火者。微發黄色。劇則如驚癎時瘈瘲。若火熏之。一逆尚引日。再逆促命期。程郊倩曰。温病熱自内出。故發熱而渴。不惡寒。風温内外交熱。加之自汗。故有身重多眠諸症。此症内經不著治法。仲景亦不列方。惟喻嘉言醫門法律。著有方論。葉天士臨證指南。列有成案。金鑑云。太陽病始得之。不俟寒邪變熱。轉屬陽明。而即熱渴不惡寒者。知非太陽傷寒。乃温病也。由膏粱之人。冬不藏精。辛苦之人。冬傷于寒。内陰已虧。外陽被鬱。至春一遇外邪。即從内應。感寒邪者則無汗。名曰温病。當以河間法。用水解散。審其表裡以解之。感風邪者則有汗。名曰風温。當以水解散。減麻黄加桂枝倍石膏。令微似汗以和之。愚按西北風氣剛勁。治法當宗金鑑。若南方氣煖人弱。腠理不固。用麻桂等藥。大宜斟酌。隨症消息。經所謂同病異治也。且温病與傷寒不同。傷寒由足太陽膀胱以次傳入陰經。以余歷驗。温病獨見于手太陰肺經。而並不傳足經。名之曰温。無寒在表。亦無壯熱。而自有汗。其鬱熱在肺胃之間。煩渴煎熬。液涸則死。若同傷寒論治。悞發其表而汗之。立斃。且邪在上焦。悞攻其裏而下之。亦斃。治宜輕清。理肺方能獲効。又或冬有非常之暖。或感君相客熱之令。而病熱者。曰冬溫。均宜涼解。此舍時從症也。

風溫者。冬月受寒。至春復感風寒而發。亦有惡風惡寒之症。又有濕溫者。冬月傷寒。春夏復受暑濕。鬱熱在內。或達于表。表不得泄。還復入裏。微與下之。亦無大害。若發其表。變不可言。

內傷

內傷一症。東垣立脾胃論。深明饑飽勞役發熱等症。悉類傷寒。切戒汗下。以為內傷多而外感少。只須溫補。不必發散。如外感多而內傷少。溫補中少加發散。立補中益氣湯。凡虛人感冒不

任發散者。此湯隨症加減。此特闢陽虛發熱之一門。且著內傷
外感辨。詳哉其言之。真仲景功臣也。然丹溪又以陰虛發熱者。
亦不少。亦類傷寒。復發陽有餘陰不足之論。用四物湯加知柏。
以滋其陰血。意亦良善。能發前人所未發。惟知柏為苦寒惡劣
之品。伐人生氣。斷非滋陰治法。宜景岳深詆之也。

勞倦

本病論曰。飲食勞倦。即傷脾。金匱要略曰。平人脈大為勞。虛極
亦為勞。勞倦之症。即東垣所謂內傷。對外感而言也。蓋外感內
傷。俱有惡寒發熱等證。外感寒熱。即傷寒也。外邪有餘。多宜攻

散。內傷寒熱。即勞倦也。傷于不足。多宜溫補。凡飲食之傷。過飽則傷脾。而忍饑尤能傷胃。所以饑時諸凡當知所慎也。按勞倦之傷。有因過勞而忽然發熱。身常有汗。或懶言嗜臥。脉緩而大。或浮或細。全不緊數。別無外邪者。此世所謂勞發也。但宜溫補。有因積勞饑飽。中氣受傷。最易感邪而病為發熱頭痛。脉緊惡寒。有類傷寒。此內傷兼外感。即世所謂勞力感寒。當法東垣補中益氣以和解之。經曰。勞者溫之。損者溫之。溫能除大熱。切忌苦寒之劑。瀉胃土耳。

東垣脾胃論曰。內經生氣通天論曰。蒼天之氣清淨則志意治。

順之則陽氣固雖有賊邪弗能害也陽氣者煩勞則張故貴清淨陽氣惡煩勞也又引五常正大論云陰精所奉其人壽陽精所降其人夭陰精所奉謂脾胃既和穀氣上升春夏令行故壽陽精所降謂脾胃不和穀氣下流收藏令行故夭又引六節藏象論云脾胃大小腸三焦膀胱者倉廩之本營之居也此至陰之類通于土氣凡十一藏皆取決于膽也夫膽者少陽春生之氣也春氣升則萬物安餘藏從之膽氣不升則飧泄腸澼不一而起又引本論云天食人以五氣地食人以五味此氣者上焦開發宣五穀味熏膚充身澤毛若霧露之溉夫內傷脾胃乃傷

其氣。外感風寒。乃傷其形。傷其外為有餘。有餘者瀉之。傷其內為不足。不足者補之。當以辛甘溫之劑。補其中而升其陽。甘寒以瀉其火。則愈矣。此東垣獨得之見也。按東垣立方。每用升柴二三分。即培養春生之意。每佐芩連二三分。即制伏火邪之意。然篇內有火與元氣不兩立之說。未免啓後人之專用寒涼以伐生氣。宜景岳力排之。

東垣又曰。脾胃受勞役之疾。飲食又復失節。耽病日久。事息心安。飽食太甚。病乃大作。故內傷飲食。亦惡風寒。若將元氣不足之症。便作外傷風寒表實之症。而反治心肺。是重絕其表也。安得不死。並援真祐興定間。太原鳳翔等處。兵圍既解之後。病者皆坐此。初非傷寒。汗之下之。無不立斃云。

東垣又曰。脾病則下流乘腎。土尅水則骨乏無力。是謂骨蝕。令人骨髓空虛。足不能履地。此陰盛陽虛之症。大法云。汗之則愈。下之則死。汗之者非正發汗也。為助陽也。愚竊以為不盡然。腎主骨。腎虛都有足不任地者。助其陽而陰益虛矣。曩余曾治此症。以補腎獲効。則知非補中所宜。

東垣脾胃論云。凡傷于飲食勞役七情六慾。為内傷。傷于風寒暑濕。為外感。内傷發熱。時熱時止。外感發熱。熱甚不休。内傷惡寒。得暖便解。外感惡寒。雖厚衣烈火不除。內傷惡風。不畏甚風。
反畏隙風。外感惡風。見風便畏。內傷頭痛。乍痛乍止。外感頭痛
連痛不休。直待表邪傳裏方罷。內傷有濕。或不作渴。或心火乘
肺。亦作燥渴。外感須二三日外。表熱傳裏。口方作渴。內傷則熱
傷氣。四肢沉困無力。怠惰嗜臥。外感則風傷筋。寒傷骨。一身筋
骨疼痛。內傷則短氣不足以息。外感則喘壅氣盛有餘。內傷則
手心熱。外感則手背熱。天氣通于肺。鼻者肺之外候。外感傷寒
則鼻塞。傷風則鼻流涕。然能飲食。口知味。腹中和。二便如常。地
氣通于脾。口者脾之外候。內傷則懶言惡食。口不知味。小便黃

赤。大便或閉或溏。此東垣辨内傷外感之法。細體味之。方無悮治。

景岳曰。東垣補中益氣湯。但治勞倦傷陽。令人勞倦傷陰者尤多。則芪术有不相宜。復製補陰益氣煎。以熟地山藥易芪术。按此方。凡陰虚于下。水虧不能作汗。而邪有不解者。更為相宜。遠勝于丹溪之四物湯加知栢治法。

景岳又曰。夏月暑熱。或于道途田野。過于勞倦。而體弱者最易受暑。此亦當仿勞倦論治。愚按夏令感暑。即係虚人。先宜微清。驟與參术。每致補住暑邪。變為大熱譫狂等症。此又不可不知。

趙養葵醫貫云。凡人陰虛發熱者十之六七。亦類傷寒。嘗見有大熱面赤。口渴煩躁。與六味地黃丸一大劑。即愈。如下部惡寒足冷。上部渴甚躁極。或飲而反吐。即加肉桂五味。甚則加附子。冷飲。以此活人多矣。且云傷寒口渴欲飲水者。以六味地黃大劑與服。其渴立愈。故醫貫中動以此方加減治病。然不可為訓也。

中風

岐伯曰中風大法有四。一曰偏枯。半身不遂也。二曰風痱。身無疼痛。四肢不收也。三曰風癔。奄忽不知人也。四曰風痺。諸痺類風狀也。金匱曰寸口脉浮而緊。緊則爲寒。浮則爲虛。虛寒相搏。邪在皮膚。浮者血虛。脉絡空虛。賊邪不瀉。或左或右。邪氣反緩。正氣則急。正氣引邪。喎僻不遂。邪在于絡。肌膚不仁。邪在于經。脊重不伸。邪入于府。則不識人。邪入于藏。舌即難言。口吐涎沫。此症河間以爲腎水虛衰。心火暴甚。東垣以爲氣衰。丹溪以爲濕生痰。痰生熱。熱生風。論各不同。治亦互異。愚按治此當辨虛實。惟風痺實者居多。故或爲走注。或爲腫痛。若偏枯之症。或左癱或右瘓。並無走注腫痛。因氣不周于一身。血不榮于四肢。悉屬內虛。又瘛瘲拘急等病。經言寒則反折筋急。熱則筋弛縱不收寒傷衛則筋急。熱傷營則弛縱。當參脉症論治。至于忽爲猝倒昏不識人。口吐涎沫。語言蹇澁。四肢不收。此皆元神失守真陰内竭並無風邪。耳目手足心志皆不為所用。急急救本尚恐不及。乃方書每用追風豁痰清熱之藥。速之使斃。夫邪之所凑其氣必虚。即兼感外邪。難勝攻劫。況本無外邪耶。其有痰涎湧盛者。亦水不歸元。水泛為痰也。或脾敗胃損。氣不化痰也。若果痰壅氣塞。藥不能入。則以牙皂細辛之類。吹鼻取嚏。或以皂莢烧烟熏鼻。無嚏者不治。又症見手撒口開。遺尿吐沫。眼合鼻鼾直視摇頭等狀。此皆氣脱。法俱不治。

河間曰。中風癱瘓。非為肝木之風實甚。亦非外中于風。良由將息失宜。心火暴甚。腎水虛衰。不能制之。則陰虛陽實。而熱氣怫鬱。心神昏冒。筋骨不用。而猝倒無知也。亦有因喜怒思悲恐五志過極。而卒中者。皆為熱甚。俗云風者。言末而忘其本也。治宜和臟腑。通經絡。便是治風。愚按河間所製地黃引子。補火培元。溫肝滋腎。保肺清心。並不主于治火。實為猝中第一聖藥。千金小續命湯。乃六經中風之通劑。醫貫謂是冬月直中風寒之方。麻黃桂枝之變法也。至金匱侯氏黑散。及風引湯。喻氏深服之。程雲來又云。是宋時校正。附入唐人之方。按方內重用大黃石羔。豈堪治中風耶。又凡唇緩流涎之屬。皆屬虛熱。歪邪反張牽引之屬。皆為虛寒。

陳臨川曰。醫風先醫血。血行風自滅。蓋口眼喎邪。半身不遂。及四肢不收。振掉拘急之屬。皆肝陰虧損。肝主藏血。血虛不能滋養百骸。則燥氣乘之。木從金化。風亦隨之。治此只宜養血以潤燥。則真陰復而風自散矣。

經曰。痱之為病。身無痛者。四肢不收。智亂不甚。其言微。知可治。甚則不能言。不可治也。夫血統於脾。脾主四肢。其痛者風寒濕中之。卽痺症也。無痛而忽不用。則土之敗也。土敗木必賊之故先宜滋血。俾肝得所養。自無乘脾之患。繼以補脾益胃。以復後天生化之源。否則元氣日消。神明無主。智亂之甚。疾不可為矣。夏月有卒倒。抽搐者。此暑熱傷氣。即暑風也。不與中風同論。景岳論中風。以風非外來。名之曰非風。總以補益為主。葉天士臨證指南。目為肝風。謂是身中陽氣之變動。肝為剛臟。精血衰耗。水不涵木。肝陽偏亢。木自生風。治以滋液養營。補陰潛陽。每用虎潛丸。復脈湯之類。又以無陽則陰無以化。以溫柔濡潤之通劑。如地黃飲子。還少丹之類。又謂有陽明脈衰。厥陰內風暗旋。中土受戕。胃脈不主束筋骨以利機關。則用泄肝安胃治法頗有別開生面者。亦一時之傑也。

厥逆

經曰脉至如喘。名曰暴厥。暴厥者不知與人言。又曰內奪而厥。則為瘖痱。此腎虛也。少陰不至者厥也。又曰連經則生。連臟則死。又曰血之于氣併走于上。為大厥。厥則為暴死。氣復反則生。不反則死。又曰陽氣衰于下。則為陽厥。陰氣衰于下。則為陰厥。陽厥之為熱也。起于足下。寒厥之為寒也。必從五指而上於膝。又謂厥之將作。則寒熱麻痺。必先由手足而起。愚按凡傷寒之厥。以外邪傳入三陰。重在外邪。故熱厥可攻。寒厥可溫。當遵仲景治法。內經所言厥逆。重在元氣。故熱厥當補陰。寒厥當補陽也。內經言厥最詳。即今所謂中風也。而經旨並無一語及于風。凡曰陰陽氣衰。曰腎虛內奪。曰血併于上。氣併于下。可見非風非痰非火。其火亢者水涸也。其熱生風者。肝失所養。木自生風也。其痰涎壅甚者。腎虛水泛為痰也。故熱厥補陰。寒厥補陽。斯言盡之矣。又金匱論卒厥。唇口青身冷為入臟。身和汗自出為入腑。入臟即死。入腑即愈。

按厥症熱者少。而寒者多。考內經惟煎厥酒厥屬熱。經曰陽氣者煩勞則張。精絕。辟積于夏。使人煎厥。按此即暑風之類。當從暑論治。又經曰酒入于胃。則絡脉滿而經脉虛。經脉虛則陰氣虛。陽氣入。胃不和。而精氣竭。不營其四肢。此人必数醉若飽。以入房。氣聚于脾中。酒氣與穀氣相薄。熱甚于中。故溺赤。夫酒氣盛而慓悍。腎氣日衰。陽氣獨勝。故手足為之熱也。

有尸厥。經言其狀若尸。乃猝中山魔魘魅。及四時不正之氣。手足厥冷。面目青黒。瘦瘁口噤。取其左角之髮。方一寸燔治。以美酒一杯灌之。立醒。

有薄厥。經言陽氣者。大怒則形氣絶。而血菀于上。使人薄厥。按此因盛怒傷肝。宜先搯人中。飲獨參湯。即所謂脱血者先益其氣也。或磨沉香汁少許和服。更為穩妥。

有血厥。凡大脫血之後。氣亦隨之而脫也。又有色厥者。氣隨精去。暴脫不返。亦宜先掐定人中。女人摟定不放。對口噓氣。俟醒。速灌獨參湯再與溫補。但倉猝之間。女人莫知所措。每致不救。

痓症

經曰諸痓項强。皆屬于濕。又曰諸病强直。皆屬于風。又曰督脈為病。脊强反折。仲景曰太陽之病。發熱無汗。反惡寒者。名曰剛痓。又太陽病發熱汗出而不惡寒者。名曰柔痓。又曰太陽病發熱脈沉而細者。名曰痓。為難治。又太陽病發汗太多。因致痓。又曰風病下之則痓。復發汗必拘急。又曰瘡家雖身疼痛。不可發汗。汗出則痓。愚按痓即痓症。痓必反張。太陽與督脉皆起于背也。此症先傷風後傷寒。或先傷風後傷濕。及太陽症悞下悞汗。及濕家過汗。產後血虛。或破傷風。皆發痓。其症頭揺口噤。手足搐搦。項背反張。此由陰血受傷。不可作風濕治。凡陽症不厥逆。宜養血。其厥逆者。皆陰症。宜溫經。察其果有風濕未盡。于海藏神术白术二湯。佐以養營可也。

飲食。

五味篇曰。天地之精氣。其大數常出三入一。故穀不入半日則氣衰。一日則氣少矣。平人絕穀篇曰。腸胃之中。常留穀二斗。水一斗五升。故平人日再後。後二升半。七日而留水穀盡矣。故平人不食飲七日而死者。水穀精氣津液皆盡也。按此條亦不可拘泥。人豈必日再後耶。

景岳言飲食之傷。當分寒熱虛實久暫。假如偶然停滯。而為脹為痛者。最有中虛之症。故或以不食亦知饑。少食即作脹。或無饑無飽。全不思食。或胃虛兼嘔而腹痛膨脝。或火不生土而時食時吐。或中氣不化。咽喉若有所哽。而本非飲食之滯者。或因病致傷胃氣。久不思食。而本非中滿之症者。且胃病于暫者多實。脾病于火者多虛。況體有貴賤。凡藜藿及新暴之病。自宜消導。惟速去為善。若以弱質久病概施攻治。則無不危矣。大抵飲食之傷。因寒物居多。如以生冷瓜果之類。致傷胃氣。而為瀉為痢為痛。並非火症。斷不可再服涼藥。

人有喜熱食者。內必多寒。久之則病熱。喜冷食者。內必多熱。久之則病寒。經所謂氣增而久。夭之由也。

傷食者必噯氣惡食。假如某日曾食某物。其日即病。然或因勞倦。或因風寒。或因七情。而病適于是日發作。無脹無滯。與食何干。

飲食傷脾而吐瀉交作。但察其無中滿。無腹痛。而惟嘔惡不止。此其食物已盡。中氣受傷而然。或其人困倦不寧。少氣多汗。六脉豁大無神者。急宜温胃。又如大吐大瀉之後。多有腹脹。若但外脹而内不覺脹。或惡聞食氣不欲飲食者。皆脾胃大虛之候也。

東垣平胃散。為胃强邪實者設。潔古枳朮丸。寓攻于補。脾虛者亦忌之。補中益氣湯不散而散。惟勞倦感寒。脾氣下陷。陽虛痎瘧等症為宜。若全無表邪寒熱。而但有中氣虧損者。則升柴大非所宜。凡補陽之藥無不能升。不必提表也。元氣虛極毫不可

泄

上五條皆採取景岳之說愚按不能食責在胃能食而不能化者責在脾脾喜燥而胃喜溫然亦有胃熱之症如噯酸齦腫齒痛之類此非火自為害每因脾濕蘊蓄為熱熱為標濕為本凡嗜酒熬夜及失饑傷飽脾虛之人居多既釀為熱亦不得不先治其標後治其本也或因食不消化脾氣壅滯鬱而為熱亦熱為標食滯為本也蓋胃本喜溫正藉真火以蒸糟粕而化精微豈有因火致病之理故凡脾胃病補中不效者宜補命門火以生脾土又有火瀉火痢之後胃氣不復全不欲食者愚每用六

君子去陳皮茯苓加木香白芍附子治極效。他若肝失所養。木邪乘土。全不思食。則又宜養肝抑肝。兼以和胃。而非剛燥所宜也。又如脾濕之人。多不好飲水。稍覺多飲。則胃不和。臥亦不安。並非精液之有餘也。

有善食而瘦者。東垣以為胃伏火邪于氣分。則能食。脾虛則肌肉削。即食㑊也。愚按胃陽強。脾陰弱。因邪熱以殺穀。即所謂飲食不為肌膚。故乏潤澤。有喜食生米茶葉者。皆宜微清胃火。養陰為主。又有喜食生炭者。此胃寒挾濕。宜健脾溫胃為主。

虛損

虛損之症惟心最多。心為君主之宮。以藏神而生血。凡五志之動。雖各有所主。然無不以心為之用。故臟象。四臟皆系于心。經曰心怵惕思慮則傷神。神傷則恐懼自失。破䐃脫肉。毛悴色夭。死于冬。又曰思傷脾。又曰思則心有所存。神有所歸。正氣留而不行。故氣結矣。則為噎嗝嘔吐而飲食不能進。血氣日消。肌肉日削。四肢不為用。而生脹滿瀉泄等症。經又曰脾憂愁而不解。則傷意。意傷則悗亂。四肢不舉。毛悴色夭。死于春。按期以春冬者。乘所勝也。故曰二陽之病發心脾。致損上焦陽氣。漸成虛勞者。皆由于此。

經曰嘗貴後賤雖不中邪病從内生名曰脱營嘗富後貧名曰失精皆以憂愁抑欝精氣澌竭不死何待所貴樂天知命不以窮達累其心及其既病恐非草木微功所能挽回也

經曰喜傷心又曰暴喜傷陽又曰喜樂者神憚散而不藏又曰肺喜樂無極則傷魄魄傷則狂毛悴色夭死于夏盖心藏神肺藏氣皆陽臟也故暴喜傷陽神以耗散非獨悲憂能致死也世人偶然得志氣盈載滿當知所警惕也

五臟之傷腎亦最多而惟淫慾為尤甚然淫慾之起亦心有所耽君火動于上則相火翕然從之相火為龍雷之火涸澤燎原

而為夢遺淋濁。漸致腎液乾枯。炎上及肝。逼血妄行而為吐為衄。或筋骨疼痛。再上于脾。為陰虛發熱。或水泛為痰。再上及肺。則為喘嗽。甚至色敗聲嘶。不可救藥。或有不因房室之勞。而私情繫戀。思想無窮。或對面千里。所願不遂。則慾火搖心。真陰日削。多致虛損不治。愚每見用心過度之人。並不縱欲。亦無淫念。惟曲運神思。心陽過用。暗吸腎陰。多有夢遺痿陽。腎水亦漸乾涸。致成虛損。凡營情仕宦之輩。勞心文墨之人。往往有之。此又不可不自知珍攝也。

七情傷腎。恐亦有之。怒亦有之。經曰。恐傷腎。又曰。恐則精怯。又曰。恐懼不解則傷精。精傷則骨痠痿厥。精時自下。此傷于恐也。經又曰。怒傷肝。又曰。怒則氣逆。甚則嘔血及飧泄。故氣上矣。又曰。腎盛怒而不止則傷志。志傷則喜忘其前言。腰背不可以俛仰屈伸。毛悴色夭。死于季夏。此傷于怒也。

怒傷肝。悲哀亦最傷肝。經曰。肝悲哀動中則傷魂。魂傷則狂妄不精。陰縮筋攣。脇骨不舉。毛悴色夭。死于秋。蓋盛怒之傷肝氣寔也。悲哀之傷肝氣虛也。

膽為中正之官。寔少陽生氣所居。十一臟陽剛之氣皆取決于膽。故一時大驚。驚氣雖入心。寔通于肝膽。或因驚而通身發黃

默默無言者此膻汁泄也皆不治

虛損之症有因于勞倦者按勞亦人所不能免但偶爾辛苦亦易平復惟苦竭心力眠思夢想無時休養病斯作矣或名或利或酒色博奕蕩遊樂而忘疲而潛消暗爍于不知不覺之天心脾腎俱傷而成勞多致不治彼負販耕作之輩出作入息無關榮辱得失何病之有即有勞倦亦勞力而不勞心傷僅在脾或兼外感此即東垣所論之內傷勞倦也若心力交瘁形神毀沮此為勞損及早回頭息心調養或尚可漸漸復元然若輩終迷而不悟可哀也夫

勞損亦有因縱酒而得者。景岳云。酒成于釀。其性則熱。最易傷陰。汁化于水。其質則寒。最易傷陽。以陰虛者縱飲之。性偏動火。每得吐衄便血喘嗽等症。以陽虛者縱飲之。質留為水。每得臟脹泄瀉惡食等疾。惟少飲有節。庶免致病矣。

虛損又有病後失于調理而得者。凡外感內傷。治之失當。悞表悞攻悞補。幸得不死。急切不能復元。若再失于調理。或病退竟不調理。因之日益消瘦。不能自振者多矣。

天地一陰陽耳。人生一小天。陰虛必及于陽。故氣喘食減。陽虛必及于陰。故發熱動血。然陰為天一之根。形質之祖。故人病陰虛者居多真陰根于腎腎為精血之海為人之生氣自下而上腎陰受傷百病叢出若食飲未減陽氣尚旺至陰傷之極陽氣亦虛生機滅息何以為生耶古法虛損勞瘵各分門類實則勞瘵乃虛損之尤甚者骨蒸乾嗽吐血吐痰營衛俱竭尫羸日甚此等病多有不受溫補者每致不起凡見色敗聲嘶喘急不寐煩燥易怒大肉盡削盜汗骨痛膝冷腰痛小水黃澁爪甲乾黃足心如烙皆勞瘵之候脉必細弦而数若弦而緊數則百無一生矣

虛勞之症陰陽兩虧陰虛即血虛亦即水虧陽虛即氣虛亦即

火虧。大抵自幼至壯。火盛水虧者居多。衰老之人。則水火俱虧。治之但當培其不足。不可伐其有餘。陽虛者多寒。非係外來之寒。但陽氣不足。則寒從中生。仲景曰。欲噫不能。此人肚中寒。凡病見虛弱。而別無熱象者。便是陽虛。即當培補元氣。陰虛者多熱。以水不濟火。凡見夜熱。或日晡潮熱。煩躁便實。不宜熱食者。便是陰虛。急宜滋陰。又有咳嗽發熱。此水不制火。肺為火逼。陰精不能化氣。所以肺燥病嗽。治之宜滋養金水。則真陰漸復。而嗽可愈。甚或火載血上。而為吐衄。若無實火。而全屬陰虧。尤宜養陰。則血自歸經。若陰虛于下。格物于上。六脉無根。或洪大無倫按之如無手足厥冷而大失血此真陰失守孤陽上越速宜引火歸元否則血脫之甚氣亦隨去必至厥逆昏憒大劑參附熟地等藥或可挽回于萬一再進寒涼立斃

虛損既成凡不受補藥或不得左右眠或飲食不能化血盡變為瘦即經所謂白血出也皆在不治又有別無邪熱而譫妄失倫此心臟之敗勞嗽聲啞氣喘此肺敗肌肉消盡此脾敗筋骨痛至難忍此肝敗大便泄瀉不禁此腎敗虛損見此法皆不治

景岳辨似損非損一條最為切當以外邪初感不為解散悞作內傷或因清涼或因消導以致寒邪鬱伏或寒熱往來或潮熱

咳嗽症似勞損須詳察其致病之因蓋外感之邪其來也驟非因火病而得若有疼痛微汗則熱退無汗則復熱或大聲咳嗽脉雖弦緊而不甚数則雖延至一二月邪終未解此非勞損仍宜和解之勿悞治也

景岳云凡小便人但見其黃便謂是火不知人逢勞倦或焦思多慮或瀉利不期或酒色傷陰小便亦黃若非有淋痛熱症不可便謂之火以津液由于氣化氣病則小便亦不利也

景岳又云痞與滿不同脹滿填胸此實邪也若但不欲食不知饑飽似脹非脹乃痞氣耳此邪在胸中者有之或脾虛不運者

有之病者見胃氣不開即曰飽悶而實非真滿也用補之法不可造次全在先察其胸腹之寬否然後以漸而進又如勢在危急元氣大虛而胸腹又脹此虛不受補不治之症愚按以上二條極為切當試之屢驗也

暑症

經曰夏氣在經絡長夏氣在肌肉表實者裏必虛又曰熱則氣泄又曰氣虛身熱謂之傷暑蓋以巳月六陽盡出於地上此氣之浮也火盛灼金則肺受傷故曰氣虛有中暑而病者有因暑而致病者症判陰陽陰暑者因暑而貪凉致寒邪襲于肌表為

發熱頭痛。無汗惡寒。身形拘急。肢體痠痛。脉沉或緊。當以傷寒法治之。惟宜溫散。經所謂熱病者。皆傷寒之類也。又有過食生冷。致傷臟氣。為嘔吐瀉痢腹痛等症。亦屬陰暑。惟宜溫中。陽暑者。仲景謂之中暍。必因烈日中而得。熱毒傷陰。病為頭痛煩躁。大熱大渴。大汗脉浮。氣喘或無氣以動。治宜清暑兼益其氣。又或脉虛身熱。背寒面垢。煩渴體重。手足微冷者。宜調理元氣為主。清理次之。若寒邪在表未解。而六脉微細。背冷惡寒。或嘔惡泄瀉。內無熱症者。此正伏陰在內。急宜溫中。古人用附子大順散之類。以伸越陽氣。此舍時從症活法也。然須辨認真確。不可

輕按請用景岳法。以凉水熱水試之。最是妙訣

暑先入心。從其類也。濕土司令。故倦怠多汗。有手足搐搦。名暑風者。有手足厥冷。名暑厥者。有昏不知人。名中暑者。當審其陰陽而調治之。潔古曰。靜而得之為中暑。動而得之為中熱。中熱者陽症。中暑者陰症。中熱猝死者。治之切不可用冷。急以熱土使人更溺取以罨于臍上。有復生者。凡覺中熱。嚼生姜一塊。水送下。如已迷悶。嚼大蒜一大瓣。水送下即醒。

香薷乃夏月發表之藥。多服傷氣。反能引暑。六一散專利濕熱。無故服之。耗人津液。大順散治飲冷餐寒。陽氣不得伸越。如内

無寒症不可輕用清暑益氣湯如無濕熱壅滯及年老陰虧之人皆宜知所增減又盛夏服補劑早間空腹為宜若至午間恐暑氣侵人也

濕症

岐伯曰陽者天氣也主外陰者地氣也主內故陽道實陰道虛故犯賊風虛邪者陽受之則入六腑身熱不時臥上為喘呼飲食不節起居不時者陰受之則入五臟䐜滿閉塞下為飧泄久為腸澼故喉主天氣咽主地氣陽受風氣陰受濕氣故陰氣從足上行至頭而下行循臂至指端陽氣從手上行至頭而下行

至足。故傷于風者上先受之。傷于濕者下先受之。經又曰。地之濕氣感則害皮肉筋脉。又曰。諸濕腫滿。皆屬于脾。濕者土之氣。土者火之子。故濕每能生熱。熱亦能生濕。如夏令之多汗是也。症有身受水濕。自外感得者。有脾虛失運。自內傷得者。亦有挾風挾寒挾暑。邪在表在上宜汗。在裏在下宜滲泄。脾虛者宜實脾。兼風者宜解散。兼寒者宜溫散。在經則多發熱。在關節則痛。在臟腑則濡泄。鬱而為熱則發黃。大旨以健脾為主。燥可去濕。風亦能勝濕。凡人脾濕。皆不受飲水。若忽然作渴。則濕蘊為熱。但與和中而渴自止。卻不可純治以燥也。

燥症

經曰諸澀枯涸乾勁皴揭。皆屬于肺。夫燥者肺與大腸陽明燥金之氣也。金受病不能生水以灌溉百骸。血亦因之而枯。實則真陰虧損。液涸津亡。以致膚皴毛悴。心煩口乾。脣消乾欬。便秘足痿。種種見症。或因汗下太甚。或因房勞太過。或因五志煎逼而成。治宜甘平滋潤。以補水而生血。燥與火不同。火乃陽盛。燥則陰竭也。切勿專以邪熱所傷。多服涼藥。

痰症

內經有飲而無痰之名。至仲景始立五飲之目。而痰居其一。有因外感○有因内傷○有風有熱有寒有濕有食○其脉雖滑不匀○其症眩暈嘈雜○多梦少食○耳鳴眼跳○心忡足痿○舌麋喉痺○麻木欬嗽脊冷○吞酸○或停心下○或注關即○眉稜骨痛○四肢痠痛○甚或中風癲癇癱瘓○癰疽結核○瘰癧○其病百出○按風寒濕外感新病表散清理則痰自除○惟久病之痰○有陰陽寒熱之分○其陰虛者○或由腎虛水泛為痰○或由熱甚液變為痰○治宜補水清火○其陽虛者○或因脾陽不能健運○或因火衰不能傳化○治之惟有健脾補火而已○久病無急攻之法○然停積既久○亦不得不先治其標○若畏虛亂補○亦非其治○而又不可峻攻○每見痰未消而元氣已傷○

食飲日減。胃不生津液。而盡化為痰。則舊病未除。而新痰更積遂成不起。是在善治者之審其緩急。寓補于攻。務使補不滯而攻不峻。自能收效。此症陰虛得之少。陽虛得者多。以痰為水濕之氣。總屬陰邪。若脾陽健運。痰何由得聚。或謂火即無形之痰。痰即有形之火。謬甚。痰豈盡生于火哉。明醫雜著有云。見痰休治痰。龐安常云。善治痰者不治痰而治氣。準繩云。治痰宜先補脾。景岳云。痰必有所由起。此治病必求其本也。人有坐處吐涎滿地。皆係白沫。但補其中氣而痰自愈。

腫脹

丹溪云。脾具坤静之德。而有乾健之運。故能使心肺之陽降。肝腎之陰升。而為泰交。今以七情内傷。六淫外感。飲食失節。房勞過度。脾陰受傷。轉輸失職。故陽升陰降。而成天地不交之否。清濁相混。隧道壅塞。鬱而為熱。熱留為濕。濕熱相生。遂成脹病。經曰鼓脹是也。以其外雖堅滿。中空無物。曰鼓。又以膠固難治。亦曰蠱。治宜補脾。養肺滋腎。却醎味。斷妄想。無有不愈。喻嘉言云。胃為水穀之海。脾不能散胃之水。積于肺。而病于中。肺不能通胃之水于膀胱。而病于上。腎不能司胃之關。而病于下。以致積水泛濫。按方書有五水。脉浮惡風。骨節疼痛。名風水。脉浮胕腫按之沒指其腹如鼓不惡風不渴名皮水當發其汗脉沉遲自喘名正水脉沉腹滿不喘水積胸中堅滿如石名石水脉遲發熱胸滿身腫汗如栢汁名黃疸陽水先腫上體陰水先腫下體腫屬脾脹屬肝单脹而不腫者難治朝寛暮急為血虚暮寛朝急為氣虚由心腹而散四肢者輕由四肢而入腹者危男自下而上女自上而下及身熱脉大者皆為逆唇黑臍出背平缺盆平足心平皆難治愚按水為火之對水之泛溢即可知火之虚微火不能生土土亦不能制水腎為胃之關土衰則水寡于畏關門亦不利故聚水而從其類也是以養肺滋腎莫若補脾補

脾莫若補火。火足則水自消。加味腎氣丸。最為對症。或以專治陰水疑之。夫水本陰邪。方書雖有陽水陰水之名。以別腫之先後。實未可為定論。假如男自下而上為逆。將謂陰水乎。女自上而下為逆。將謂陽水乎。故其說不足信。然腫脹過甚。亦須先為利導。內經于中滿及小大不利二症。皆云先治其標。身半以上宜汗。身半以下宜利小便。東垣所謂開鬼門潔淨府也。俟其勢稍衰。然後補土以平之。此為合也。方書又有血鼓痰鼓食鼓氣鼓諸名目。果審症明確。則順氣逐瘀消痰消食。惟其所宜。然不可一味攻逐。蓋病皆虛為本。脹為標。顧人元氣為要耳。

關格

關格一症。在內經以人迎察六腑之陽。以氣口察五臟之陰。六節臟象論終始禁服等篇。言之再四。蓋以人迎盛至四倍以上。此陽明經孤陽獨見。水不濟火也。故曰格陽。氣口盛至四倍以上。此太陰經元陰無主。氣不歸精也。故曰關陰。若人迎氣口俱盛至四倍以上。且大且數。此其陽氣不藏。故陰中無陽。陰氣不升。故陽中無陰。陰陽離絕。故曰關格。自越人三難曰。上魚為溢。為外關內格。入尺為覆。為內關外格。又仲景曰。在尺為關。在寸為格。關者不得小便。格則吐逆。是皆以尺寸言關格矣。按寸口弦大至極。甚至四倍以上。且大且數者。便是關格之脉。並無實邪發熱痰火之症。亦非欬嗽失血虛損之候。補之不可。瀉之又不可。故經曰死不治。然脉來弦大至極。必氣喘不寧。陰陽脱離欲絶。治之惟有峻補一法。或可挽回于萬一。而丹溪則曰此症多死。寒在上。熱在下。脉兩寸俱盛四倍以上。法當吐以提其氣之橫格。不必在出痰也。此論謬甚。

眩運

眩運一症。有陽虛者。如傷于饑飽勞役。或大吐瀉大汗及忿怒悲哀焦思過甚之類是也。有陰虛者。如去血過多。與夫縱慾竭精之類是也。亦有挾風挾火挾痰而運者。全憑脉症論治。經曰上氣不足。頭為之苦傾。目為之眩。又曰下虛則厥。上虛則眩。又曰髓海不足。則腦轉耳鳴而眩冐。皆主乎虛。惟至真要大論曰諸風掉眩。皆屬肝木。河間取之。獨主風火。丹溪亦云。痰在上。火在下。無痰不能作眩。雖因風。或因氣虛者。亦宜治痰。此各執一偏也。愚按此症。下元虛極。神明無主而運者居多。亦有中氣虛極。治節不行。而痰火混淆而運者。衰年得此。惟有補養一法。否則卒中不遠也。如年未及老。察其果有痰火。于補益中稍加順氣清理。丹溪河間之法。未足為訓也。

噎膈反胃

噎膈一症。蓋由憂愁思慮。積勞積鬱。或酒色過度而成。人之臟氣。胃司受納。脾主運化。而腎為水火之宅。化生之本。今食飲停隔不行。或大便燥結不通。豈非傳化失職。水火俱不主令。非脾腎為病而何。陰陽別論曰。三陽結謂之膈。邪氣藏腑病形篇曰。脾脉微急為膈中。食飲食而還出。後沃沫。大奇論曰。胃脉沉鼓濇。胃外鼓大。心脉小堅急。皆膈偏枯。通評虛實論曰。隔則閉絕。上下不通。則暴憂之病也。內經並未言火。河間治法用承氣三湯。張子和以三陽之結。盡指為熱。丹溪宗之。咸謂氣之為病。或傷酒食。或冒風欲吐。或脹或痛或嘈雜吞酸。醫執為寒。投以辛熱香燥之劑。刼之而愈。復作復刼。久而成膈。惟景岳獨言噎膈由于枯槁。本非實熱之症。即食味過厚。亦未必即成膈症。且燥熱之劑。投之而愈。豈火症耶。蓋脾土惡濕。溫燥扶陽。自是正治。故人朝食而午不饑。午食而晚不饑。便是陽虧。况乎食不得下。猶云有火耶。治法當以脾腎為主。脾主運化。其大絡布于胸膈。腎主津液。而其氣化主乎二陰。故上焦之噎膈。其責在脾。下焦之閉結。其責在腎。治脾宜從溫養。治腎宜從滋潤。景岳又曰。反胃與噎膈。丹溪謂病出一體。非也。反胃者。入而反出。噎膈者。隔塞不通。食不能下。食入反出者。以陽虛不能化也。病在中下二焦。宜益火之源以助運化。食不得下者。以氣結不能行也。病在胸臆上焦。宜調養心脾。以舒結氣。愚按王太僕曰。內格嘔逆。食不得下。是有火也。病嘔而吐。食入反出。是無火也。反胃食入反出。正是無火。若膈症並無嘔吐。食不得下。故不責其有火。惟因胃液枯槁。脾不化食。腎不化氣。全屬液涸津亾之候。局方以香燥暫取通快。愈服愈錮。此症初起。或亦有火逆上衝。食不能下者。然脈必洪数有力。或有痰飲阻滯者。脈必結澁。否則皆沉弦而微。暫以香燥開之。純以補養為主。三因方言噎有五。憂思氣勞食膈有五憂思喜怒悲諸名目然亦不必劃分大法治噎膈參芪以補元氣御米粟米以觧毒實胃竹瀝以清痰散結牛羊乳以養血滋液蜜汁當歸以潤燥生姜乾姜以溫中去穢隨症加減主治可也高年患此多不可治糞如羊矢者大腸無血非血熱也吐痰如蟹沫者脾氣敗也腹痛嘈雜如刀割者營虛之極也皆不治

反胃有上中下三焦之分悉屬寒症寒在上焦者但惡心泛泛欲吐此胃脘陽虛也寒在中焦者食入不化每食至中脘或少頃或半日復出此胃中陽虛也若寒在下焦則朝食暮吐或暮

食朝吐。乃食入幽門丙火不能傳化。此命門陽虛也。按新病將成未成。稍與去滯解欝而以健脾扶陽為主。病久則當專用溫補也。仲景曰反胃脉緊而濇難治。證亦有大便閉結者。係真陰枯涸。切勿推蕩。其陰虛兼寒者。以補陽為主而加當歸肉蓯蓉之屬。其陰虛兼有熱者。以補陰為主而加乳汁童便之屬。古方治反胃用蔗漿二分姜汁一分和勻日服最佳。

嘔吐

嘔吐之症有虛有實。或犯寒凉。或傷冷食。或胃火上衝。或肝氣上逆。或因痰飲聚于胸中。或因傷寒表邪傳入少陽。皆實邪也。

如胃脘不脹。胸膈不痛。内無熱躁。外無寒熱。無食無火而多惡心。聞食即嘔。見風即吐。或在病後。皆虛邪也。河間專主胃火。景岳專主胃寒。愚按至真要大論曰。諸逆衝上。皆屬于火。又曰。諸嘔吐酸。皆屬于熱。又舉痛論曰。寒氣客于腸胃。厥逆上出。故痛而嘔。又曰。太陽之復。心胃生寒。胸中不和。唾出清水。及為噦噫。則經文互異。其症之有寒有熱。從可想矣。然寒熱之辨。要必以脉之遲速為斷。或以姜湯冷水試之。亦可。至于偶然邪滞犯胃。或痰食風火寒濕。俱有之。心中泛泛。不寧欲吐不吐。此為惡心也。又有吐蚘者。多或數十條。亦有胃火胃虛胃寒之殊。又有食陰冷物。中寒毒者。則吐而兼瀉也。是在臨症者之以意消息。隨症施治。斯得之矣。

吐酸

吐酸一症。河間病機引內經諸嘔吐酸。暴注下迫。皆屬于熱之說。以為酸者肝木之味。由火盛制金。不能平木。則肝木自甚。故為嘔。如飲食熱則易于酸矣。東垣則以內經屬熱之義。指上焦受外來客邪。胃氣不受外邪。故嘔。故仲景以生姜半夏湯治之。即雜病吐酸。以大辛熱藥療之。必減。蓋東垣取肺主收氣立論。每用安胃湯加減二陳湯。瀉肺金之實。丹溪亦主乎熱。戒用丁香。而以茱連丸主治。景岳則主東垣之説。愚按諸家聚訟。寒熱氷炭。迄無定論。夫木曰曲直。曲直作酸。其為肝病無疑。内經言肝為一陽。心為二陽。二陽皆有伏火。肝病有熱而無寒。而嘔吐屬胃。胃又喜温而惡寒。此症必肝家先有欝熱。而胃又犯寒。寒熱相争。肝胃不和。故吐酸。或兼痰飲積聚。則所吐更帶惡濁也。若但胃犯寒。則吐而不酸。若止肝有熱。則木邪乗土。胃中餹雜。時亦作酸。而未必吐。即吞酸也。景岳謂喉間噯噫。即有酸水。謂之吞酸。病在上脘最高之處。吐則在中焦胃脘之間。時作嘔惡。所吐皆酸。愚謂喉中酸水。無論吞吐。皆肝氣上逆。微則吞。甚則吐也。

治宜和肝養胃胃有寒則溫之肝有熱則涼之在乎察兩關脈之遲速虛實然後論治不可預設城府又金匱曰上焦不歸噫而酢吞曰寸口脈弱而緩噫而吞酸則濁氣不降胃有鬱熱故噫也

噦

噦者何岐伯曰穀入于胃胃氣上注于肺今有故寒氣與新穀氣俱還入于胃新故相亂真邪相攻氣并相逆復出于胃故為噦又曰心脈小甚為善噦又曰以草刺鼻嚏嚏而已無息而疾迎引之立已大驚之亦可已愚按孫真人悞以欬逆為噦自唐宋以還丹溪海藏河間諸公均未明析惟景岳云吐而無物曰

嘔。有物曰吐。噯氣逆氣皆曰噫。援据内經辨欬逆之為嗽甚而以呃忒為噦。允為定論。觀經云以草刺鼻數語可想矣。此病昔賢皆以虛寒為言。丹溪獨引内經諸逆衝上皆屬于火之義。以為病人見此。似為死症。然亦有實熱者。據此則為熱病矣。按令人中氣虛寒。或食冷物。皆有呃忒。脉見沉遲。不盡由火也。若氣逆于下。火衝于上。亦為呃忒。脉必滑實。當察其寒熱而治之。至如虛脱之甚。經所謂病深者其聲噦。則每見于臨危。鮮有生者矣。又仲景論陽明症不能食者。攻其熱則噦。飲水則噦。胃中虛冷也。噦而腹滿。利之則愈。此專論傷寒法也。

噫

噫者脾胃之滯氣。起于中焦。而出于上焦。經曰五氣所病心為噫。又曰上走心為噫。又曰寒氣客于胃。厥逆從下上散。復出于胃。故為噫。按噫即俗所謂噯氣也。丹溪主胃有痰火。此不盡然。蓋由氣逆不行。留滯胃中。脾陽不運而然。假如人飲食過飽。及宿食未化。俱有此症。然因食者。噯氣都帶酸濁。此為實邪。若虛飽作噯。不食亦然。係脾胃虛寒。治宜溫補宣通。參內經塞因塞用之義。

霍亂

經脉篇曰。足太陰厥氣上逆。則霍亂。六元正紀大論曰。土欝之發。為嘔吐霍亂。此症每在夏秋之交。天氣驟凉。食飲不節。兼感寒濕。內外合邪。聚于太陰經。陰陽擾亂。腹中絞痛欲絶。邪在上則吐。在下則瀉。在中焦則吐瀉交作。如不能吐。不能瀉。危在頃刻。切勿與穀食。即飲稀粥亦死。惟用三因方以燒盐熱童便。三飲而三吐之。先令上焦廓消。清氣漸升。濁氣自然下降。瀉必隨之。吐不止者。稍與姜湯。俟吐瀉既定。然後徐徐進以米飲。勿藥可愈。其自能吐瀉者。症為較輕。既吐既瀉。病即霍然矣。轉筋者足腹之筋拘攣。痛廹小腹難忍。多見于大吐瀉之後。者以胃氣暴傷。陽明血燥筋急。當與養血安胃。察其邪滯未清。兼與清理。

河間丹溪皆指為熱。非也。

血症

凡人循經之血。走而不守。隨氣而行。氣因火逼。故隨經直犯清道。上腦而出于鼻。為衄。其從肺竅而出于咽者。則為欬血咯血。其存胃中者。為守營之血。守而不走。胃氣虛乏。不能攝血。或為火逼。故嘔吐從喉而出。衄血之熱在經。吐血之熱在腑。此皆火載血上。自有脉症可辨也。若夫陰虛之人。水虧火炎。逼血上行。屬虛火者居多。當用生地龜板女貞童便之屬。以補陰而配陽。

則血自歸經。至陰虛之極。格陽于上。六脉無根而為吐衄。甚至手足厥逆者。此火不歸源。真陽失守。凡焦思不已。房勞過度之人。多有此症。急宜引火歸源。若血脱至甚。氣亦隨之。因而厥逆昏憒者。速宜用獨參湯。以延垂絶之氣。再商調治。所謂脱血者先益其氣也。故仲景之法。血虛每以人參補之。以為陽旺則能生陰血。以當歸和之。稍加黄栢以救腎水。瀉陰中伏火。如煩猶不止。稍加生地補腎水。水旺則心火自降也。便血則有虛有實。實者瀉之。虛者每因勞倦所傷。脾不攝血。又當補脾益腎為主。

痺症

内經痺論曰○風寒濕三氣雜至○合而為痺也○其風氣勝者○為行痺○寒氣勝者為痛痺○濕氣勝者為着痺○有四時之痺○五藏之痺○各以其時○重感于風寒濕之氣也○其入臟者死○其留連筋骨間者疼久○其留皮膚間者易已○又曰邪入于陰則痺○又曰痛者寒氣多也○其不痛不仁者○病久已深○營衛之行濇○經絡時踈○故不痛○皮膚不榮故不仁○其多汗而濡者○逢濕甚也○凡痺之類○逢寒則急○逢熱則縱○按風痺○即俗所謂痛風也○本以陰邪直走陰分○故寒者多而熱者少○但察其表裡俱無熱症○即當溫散○如五積散小續命湯大防風湯之類○選擇而用之○邪之所湊○其氣必虛○

慎勿專于攻刦。

遺泄

丹溪云。主閉藏者腎也。司踈泄者肝也。二臟皆有相火。而其系上屬于心。心君火也。為物所感。則易于動。心動則相火翕然從之。雖不交會。精亦暗流矣。準繩云。病之初起。亦有不在肝腎。而在心肺脾胃之不足者。然必傳于肝腎而精乃走也。愚按心藏神。腎藏精。心無慾念。腎烏得泄。即無夢而遺者。其初亦必有所慼。不能遂願。始或有夢。久之則滑。或房室過度。腎不能藏。亦有滑精者。此皆以補腎為主。而又必清心寡欲。乃可向愈也。至準繩所云。初病不在肝腎。而必傳及肝腎之說亦自有理。嘗見心勞過度則火甚于上。及息心安臥。則火下降而交于腎。腎受熱灼。雖無所感而亦有梦遺者。此病在心也。又有因脾濕而有痰有熱。濕痰下陷。腎受邪熱。亦多梦遺。此病在脾也。在心者宜養心滋陰。在脾者宜理脾導痰。一虛一實。最當詳察。世醫見遺症。總執腎虛。愈補愈錮。纏綿日久。正虛邪伏。補之不可。攻之又不可。而病反不治矣。至由肺而及腎者。未之前聞也。

淋濁

淋症。方書有氣淋膏淋血淋砂勞冷淋諸名。目謂小腸為心之府。心熱則由小腸滲入膀胱。膀胱有熱。則小便濇而清濁不分。或敗精濕痰滲入胞中。及悞服温腎熱藥。俱有此症。經所謂胞移熱于膀胱。則癃閉溺血也。外臺秘要云。腎水虛則心肺俱熱。小便赤而濇。膀胱不足。加之以渴飲。則淋濇由臟虛不能主其腑也。愚按經言三焦者。决瀆之官。水道出焉。膀胱者。州都之官。津液藏焉。熱主流通。何反濇而不行。此必上氣不宣。隧道壅塞。當與順氣。或腎虛關門不利。當與補虛。難以概言熱也。至濁症有赤白之分。方書謂赤濁為心虛有熱。白濁為腎虛有寒。丹溪非之。謂內經言少陰在泉。客勝。溲便變。少陽在泉。客勝。則溲白。

又曰思想無窮。入房太甚。發為白淫。原病式引內經諸病水液渾濁。皆屬于熱。謂如天氣熱則水渾濁。寒則清潔。可正千載之悮。愚按方書言淋出溺竅。濁出精竅。經無明文。但淋者隨溲而下。濁則不溲時亦流出。經言脾移熱于腎則出白。又云中氣不足。溲便為之變。此症大抵脾有濕熱。中氣不運。下流滲入膀胱。治之宜先與補中。俾清陽上升。則濁陰下降。濕熱自然漸化。若一味滲濕清熱。專治其標。未見其有當也

三消

三消之病。上消者渴病也。舌上赤裂。大渴引飲。隨飲隨渴。謂之

膈消。亦曰高消。以上焦之津液乾枯。其病在肺。經所謂心移熱于肺。傳為膈消者是也。中消者多食善飢。不為肌肉。而自汗。大便硬。小便數。日見消瘦。謂之消中。其病在脾胃。所謂癉成為消中是也。下消者小便黃赤。為淋為濁。或如脂膏。面黑耳焦。或不渴飲。其病在腎經。所謂不渴而小便自利。曰腎消。亦曰內消。昔賢謂未傳能食者。必發癰疽背瘡。不能食者。必傳中膈鼓脹。皆不治。經又曰。心移寒于肺。肺消。飲一溲二。死不治。又曰。脉實大。病久可治。脉懸小堅。病久不可治。

古法三消皆從火治。景岳謂火有虛實。實者邪熱有餘也。虛者真陰不足也。火盛則陰虛。此陽消也。水不化氣。氣悉化水。此陰消也。若見本元虧竭及假火之症。必當速救根本。愚按通評虛實論曰。凡治消癉仆擊偏枯痿厥氣滿發逆。肥貴人則膏粱之疾也。夫肥甘膏粱之疾。固屬于熱。然非酒色勞傷脾失傳化之常。腎失閉藏之職。何以至此。治宜知所補益。豈可再戕其生氣乎。潔古曰。能食而渴者。白虎加人參湯。不能食而渴者。錢氏白术散倍加乾葛。使不復傳下消。古人治下消。六味地黃丸主之。

寒熱

經曰。風成為寒熱。又曰。陽勝則熱。陰勝則寒。重寒則熱。重熱則寒寒傷形熱傷氣又曰陽虛則外寒陰虛生內熱陽盛生外熱陰盛生內寒凡此皆以陰陽之偏勝也外感之有寒熱由風寒暑濕而得內傷之有寒熱由飲食勞倦酒色而得故曰發熱惡寒者發于陽也無熱惡寒者發於陰也其有寒熱往來者或外邪不解或真陰不足或陽陷入陰症判陰陽虛實當審其輕重緩急而治之凡外入之邪多有餘內出之邪多不足而火極似水水極似火此假寒假熱之症尤當詳辨也

欬嗽

帝曰肺之令人欬何也岐伯曰五臟六腑皆令人欬非獨肺也

皮毛者肺之合也。皮毛先受邪氣。邪氣以從其合也。其寒飲食入胃。從肺脉上至於肺。則肺寒。外内合邪。因而客之。則為肺欬。五藏各以其時受病。非其時各傳以與之。此證陳氏三因巢氏十欬。各立治法。不若景岳之以内傷外感立論。皆歸肺病為切當也。謂外感之欬。由皮毛而入。因於風寒。或為寒熱。或氣急鼻塞。頭痛吐痰。治宜辛温。得温自散也。内傷之欬。由於陰分受傷。水涸金枯。肺苦于燥。肺燥則癢。而欬。故或為夜熱。或氣短顴赤。形瘦咽乾。久之即為勞損。治宜滋養。水充肺潤。則嗽可寧也。一虛一實。最當詳辨。

如體氣素弱。偶感外邪。發熱欬嗽。醫認為癆。率用滋陰降火等劑。邪留不解。反成真癆矣。又如乾欬無痰者。以肺腎兩虧。氣不生精。精不化氣。悞認外感。再用表散。必致陰不得復。而吐血隨之矣。此症蔵平無火者。秖宜滋潤。若陰虛火炎。則宜壯水。丹溪專主火鬱。非篤論也。其有欬嗽聲啞者。或肺中有寒。或因火逼。金實則不鳴。宜清宜降。若真陰虧損。肺金受傷。聲亦不揚。補之惟恐不及也。

經又曰。勞風發在肺下。其為病使人强上冥視。唾出若涕。惡風而振寒。巨陽引精者三日。中年者五日。不精者七日。欬出青黃涕其狀如膿大如彈丸從口鼻中出不出則傷肺而死按勞則毛竅開而汗泄風邪易入實即傷風之類當以外感法治之又有遇秋冬即欬嗽者此寒邪也又有冬月欬嗽甚痰氣上壅氣喘不得臥但皆涎沫並非稠痰此中氣虛損丙火亦衰余每于補中藥加附子或補骨脂治之極效

瘧疾

經曰夏暑汗不出者秋成風瘧又曰夏傷于暑秋為痎瘧又曰夏傷于大暑其汗大出腠理開發因遇夏氣淒滄寒藏于腠理皮膚之間秋傷于風則病成矣此先傷于寒而後傷于風故先

寒而後熱。曰寒瘧。其先傷于風而後傷于寒者。先熱而後寒。曰溫瘧。又肺素有熱。氣盛于身。發則陽氣盛。故但熱不寒。令人消鑠脫肉。曰癉瘧。邪氣與衛氣并居。得陽而外出。得陰而內薄。是以日作。其間日作者。邪氣內薄于五藏。橫連募原。其道遠。其氣深。其行遲。不能與衛氣俱行也。仲景云。瘧脉自弦。弦數者多熱。弦遲者多寒。凡發時在夏至後秋分前。及發日在子後午前者。皆陽分易愈。發在秋分後冬至前。及午後子前者。皆陰分難愈。古法有汗要無汗。扶正為主。無汗要有汗。散邪為主。景岳云。有標則治標。無標則治本。謂汗雖出而脉弦緊。則邪未清。雖病久

猶宜治標。若汗出多而邪已解。別無實症實脉。此正氣虛。當專
治其本也。按此症內經但曰風曰寒。陳氏三因。論五臟各有瘧。
歸之痰飲鬱結。又有鬼瘧疫瘧胃瘧勞瘧等名目。各立治法。未
見切當。嚴用和以為無痰不作瘧。係痰積中脘而成。然必其寒
熱間作。肝胃不和。致有痰積。非痰能成瘧也。余少年患三陰瘧
四五發。適值考試。甫脫稾。而目昏黑不能見一字。嚼人參四五
分而目頓明。瘧亦遂止。閱兩月而病大作。諸藥不效。纏綿三年。
元氣大虛。脉遲吐瀉。而寒熱汗出不止。用景岳大溫中飲。去麻
黃加附子而愈。古方有用常山等藥截之者。此大不可。蓋有邪

者。邪去則愈。無邪而正虛者。養正則愈。無待于截也。

瀉痢

河間論瀉痢曰。瀉白為寒。餘皆為熱。痢為濕熱甚于腸胃。怫熱欝結而成。或言白痢為寒者悞也。大法瀉痢小便清白不濇。及完穀不化。而色不變。皆寒。穀消化者。便為熱。寒則不能消穀。何由反化為膿也。又曰。治諸痢莫若以辛苦寒藥治之。黃連黃柏正主濕熱之病。或微加辛熱佐之。如香連丸之類。則可。丹溪亦曰。經云暴注下迫。皆屬于熱。故瀉痢屬熱者多。屬寒者少。又曰赤痢屬血。自小腸來。白屬氣。自大腸來。皆濕熱為本。景岳非之。

以為經言屬于熱者。謂暴瀉如注之下迫。非腸澼下痢之謂。凡經言瀉痢之症。寒者極多。來淺者白。來深者則赤。豈可以大小腸分血氣哉。愚按瀉白及完穀不化者。非傷寒濕。即傷停滯。其為寒症無疑。此與暴注下迫之屬熱。固自不同。又有先瀉後痢者。亦屬虛寒者居多。至于痢有赤白。丹溪分屬大小腸。未見切當。而景岳言來淺來深。亦非確論。嘗見先白後赤。先赤後白或赤白俱見。深耶淺耶。大抵下痢無論赤白。自皆濕熱為病。故每在夏秋之交。外感暑濕。內傷飲食。兼而有之。丹溪言初得一二日間。必推蕩之。河間主錢氏香連丸。自是正治。皆未可厚非也。

然其原總由中氣虛損。脾陽不振。不能運化精微所致。故久痢必虛。非溫補脾腎不可。故先治其標。後治其本。斯盡之矣。痢有膿垢者。河間言穀化爲膿。景岳言腸藏受傷。脂膏不固。隨剝隨下。此皆非是。蓋穀之所化。爲膏血。其不化者爲糟粕。故膿非穀化所致。至腸臟脂膏。決無如許之多。愚謂膿即血之化也。濕熱內盛。浸淫臟腑。則血腐爲膿。政如人患腫毒。初則流血。腐即成膿。理固然與。又或水穀入胃。半化不化。似膿非膿。此元氣大虛之候。倘執爲熱。則又大謬。然寒熱虛實之間。亦必有脉症可辨也。

瘟疫

瘟疫本即傷寒。為外邪有餘之病。大荒之後。必有大疫。症兼時氣而傳染相似。必待日数。足如七日十四日。然後得汗而觧。昔賢謂瘟病因春時温氣而發。乃欝熱自内而發。于外初非寒傷于表。故宜用辛平之劑。與正傷寒用麻黄不同。然必其先受寒邪。再觸則發。故必由汗而觧。不過時令温熱。宜用辛平之藥。以觧散之。熱甚煩躁不寧者。與服雪梨漿最合。此症惟冬不藏精。及勞倦忍饑之人為最多。脉見弦強細澁者。死表散汗不出者死。下利心下堅。腹痛甚者。死脉虚弱者。宜帶補兼散。否則汗亦不出也。惟用補之法。當察其胸膈寬否。慎勿亂投古法。瘟病在三陽者多。在三陰者少。若見陰症。或有內虛外實。真寒假熱之症。與傷寒同治。非溫中托裏不可。景岳法以溫補藥。用井水浸冷與服最妙。又有大頭瘟。乃天行邪毒。客于三陽經。憎寒壯熱。頭目咽喉俱腫。或肩背斑腫。狀類蝦蟆。又名蝦蟆瘟。普濟消毒飲或荊防敗毒散主之。

喘促

經曰。犯賊風虛邪者。陽受之。則入六府。身熱不時臥。上為喘呼。又曰勞則喘息汗出。外內皆越。故氣耗矣。又曰肺病者。喘欬逆氣。肩背痛汗出。腎病者腹大脛腫。喘欬身重。景岳曰。肺為氣之主。腎為氣之根。肺主上焦。故外邪犯之則氣壅滯而為喘。腎主下焦。真陰虧損。精不化氣則上下不交而為促。促者斷之基也。喘有虛實。實者邪氣實。氣長而有餘。惟呼出為快。虛者元氣虛。氣短而不續。勞動則甚。若氣欲斷也。愚按邪實之喘。風寒痰火水氣皆有之。宜清宜降。虛損之喘。勞倦短氣者。但補其中氣尚易復。惟真元內竭。或陰火上沖。或孤陽無依。皆為危候。隨其陰陽而峻補之。尚恐不及。若再服下氣藥立斃。

汗症

經云。飲食飽甚。汗出于胃。驚而奪精。汗出于心。持重遠行。汗出于腎。疾走恐懼。汗出于肝。摇體勞苦。汗出于脾。凡頭汗左屬肝。右屬肺。鼻屬脾。顖屬腎。頷屬心。手足屬胃。汪訒菴云。心之所藏為血。發于外者為汗。汗者心之液也。五臟六腑表裡之陽。皆心主之。以行其變化。隨其陽氣所在之處而生津。亦隨其火擾之處。泄而為汗。按方書言自汗屬陽虛。陽為陰之衛。陽氣虛則衛不固。凡外邪初感。亦多自汗。盜汗屬陰虛。汗者心之陽。寢者腎之陰。陰虛熟睡。衛外之陽乘虛陷入陰中。表液失其固衛。故濈濈然汗出。覺則陽氣復而汗止。大法挾虛者補之。挾火者瀉之。

汗自止矣。

不寐

衛氣行篇曰。平旦陰盡。陽氣出于目。目張則氣上行于頭。夜行于陰。則復合于目。邪客篇曰。厥氣客于臟腑。則衛氣獨衛其外。行于陽不得入于陰。陰陽氣盛。則陽蹻陷。不得入于陰。則陰虛。故目不瞑。調其不足。瀉其有餘。飲以半夏湯。陰陽已調。其臥立至。

愚按老人營氣衰少。衛氣內伐。故晝不精。夜不瞑。少壯亦有不寐者。蓋衛氣入于陰。則陽有所歸。心靜而神安。故得寐。今以飲食痰火之傷。傷其胃。胃不和則臥不安。或思慮驚恐之累。擾其心。心傷則神不得安。以及飲茶太濃。晚食太飽。皆致寤不成寐也。至若營氣虛微。血不足以養心。心虛則神不守舍。又臥則血歸于肝。肝虛則血不能藏。皆能為病。當求其本而治之。內經半夏湯似為去飲之劑。非通治也。按半夏湯半夏五合糯米一升用清水揚萬遍煮服汗出即已

鬱症

內經論五運之氣。鬱極迺發。待時而作。鬱之甚者治之奈何。曰木鬱達之。火鬱發之。土鬱奪之。金鬱泄之。水鬱折之。然調其氣。過者折之。以其畏也。所謂泄之。滑氏言木性本條達。一有所鬱。斯失其性矣。達之將以治其鬱而遂其性也。餘仿此。景岳謂古

人皆以脉結促止。即為鬱脉。然病鬱者未必皆促結。惟氣血内虧。則脉多間斷。若平素不結而因病忽結者。尤屬内虛。若但知解鬱順氣。通作實邪論治。無不失矣。按痰火寒濕食皆能致鬱。此為實邪。但調其氣。折之以其畏。自無不愈。惟積怒不舒。積思不遂。積鬱不解。此情志之鬱。姑與調其氣。無由折之以其畏。是在知命者之能屈能伸。達觀者之是色是空。則病不治而自愈矣。

黄疸。

金匱曰。風寒相搏。食穀即眩。穀氣不消。胃中苦濁熱流膀胱。小便不通○身體盡黃曰穀疸○額上黑○微汗出○手足心熱○薄暮即發○膀胱急○小便自利曰女勞疸○腹如水狀不治○心中懊憹而熱○不能食○時欲吐○曰酒疸○諸疸不渴者可治○渴者難治○又曰但利其小便○假令脉浮者當以汗解之○腹滿小便不利○面赤自汗○此表和裏實○當下之○又曰小便色不變○欲自利○腹滿而喘○不可除熱○金鑑言此濕盛無熱○陰黃症也○蓋胃脉數○是熱勝于濕○則從胃陽熱化○故能食○謂之陽黃○若胃脉緊○是濕勝于熱○則從脾陰寒化○故食即滿○謂之陰黃○陽黃則為熱疸酒疸○陰黃則為女勞疸穀疸也○金匱又曰疸病當以十八日為期○治之十日以上瘥○反

劇爲難治。註云疸屬脾病。土寄旺于四季各十八日也。十日土之成数。金匱治法。諸疸表實無汗者。以麻黄茵陳酒煎汗之。裏實不便者。以茵陳梔子大黄下之。無表裏症。以茵陳黄栢梔子清之。小便短少。以茵陳五苓散利之。愚按疸病初成。師金匱法。若其病久。則陰陽兩虛。當寓攻于補。不可治末而忘其本也。又有猝然發黄。心滿而喘。名急黄。速令病人噙水一口。用仲景瓜蒂散搐鼻出黄水即愈。

積聚

經曰。推而外之。内而不外。有心腹積也。又曰。大積大聚。其可犯

也。衰其大半而止。過則死。金匱曰。堅而不移者名積。為臟病。推
移不定者名聚。為腑病。由陰伏陽。畜氣血不通而成脹滿。與痞
滿有輕重之分。前人皆指傷寒悮下所致。然雜病亦皆有之。又
有從少腹上衝咽喉。發作欲死。復還止。從驚恐得之者。金匱謂
之奔豚。又癥久不愈。多成癖于左脇之下。曰癥。毋皆積聚也。東
垣有五積。方心積曰伏梁。肝積曰肥氣。肺積曰息賁。脾積曰痞
氣。腎積即奔豚。盡皆破滯消堅之藥。藉人參之力。襄贊成功。吳
鶴皐謂此非東垣方。故醫方考不錄。愚按雜病積聚皆由中氣
虛衰。不能健運所致。若用氣藥暫時取快。必變為鼓脹。蓋下多

亡陰。邪陷于血分。而痞終不消。當理脾胃以血藥治之。潔古所謂養正積自除也。

胸痺

金匱曰陽微陰弦。即胸痺而痛。無寒熱。短氣不足以息。甚則不得臥。心痛徹背。按諸陽受氣于胸中。而轉行于背。陽氣一虛。諸寒陰邪。得以乘之。則胸背之氣。痺而不通。仲景法。輕則用括蔞薤白白酒湯。甚則用薏仁附子散。以利氣而温中。助清陽而消陰翳。若徒用破氣藥。誅伐無過。于病情無當也。

癥瘕

金匱曰。疝氣脉弦而緊。繞臍痛。自汗出。手足厥冷。此症犯寒即發。囊冷結硬如石。或引睾丸而痛。甚則上衝心胸。俗名小腸氣。多因寒濕所致。女子陰菌亦同。此意張子和云。女子不名疝而名瘕。蓋即素問所謂任脉為病。男子內結七疝。女子帶下癥瘕也。疝氣雖見于腎實本于肝。以厥陰肝脉絡陰器。小腸經絡系于厥陰也。治宜祛寒濕而舒筋絡。煖丹田而通膀胱。七疝者寒水筋血氣狐頹是也。頹疝者腫硬不痛。古方以烏頭梔子為通治。丹溪言亦有挾虛者。脉沉緊而豁大。當以參术為君。佐以疎導。按此症古今治法大畧相同也。至女子癥瘕。實即積聚之病。

內經有瘕而無癥之名。癥者真也。瘕者假也。癥者成形不移。或由血結。或由食結。在于血分。而有淵藪。散之不易。瘕者無形。或聚或散。惟在氣分。散之尚易。症有痛有不痛。痛者易治。不痛者難治。惟在調養元氣。使營衛充實。漸磨漸化。治法與積聚同論。

癲癇

經曰。諸陽為狂。諸陰為癲。癲多喜笑。尚知畏懼。亦能睡臥。邪併于陰。症屬不足。狂多忿怒。人不能制。夜多不寐。邪併于陽。症屬有餘。癇者發時猝倒。抽搐吐涎。食頃乃醒。如平人。身熱脉浮者。為陽癇。屬腑易治。身冷脉沉者。為陰癇。屬臟難治。症皆由驚憂鬱火積痰積血。蒙于心竅。汩其靈機。經云邪之所湊。其氣必虛。留而不去。其病爲實。治之惟有清鬱火。開頑痰。逐瘀血。中病而止。俟神清志寧之後。稍與順氣清心。安神養血。冀其漸愈。然此症之所以難愈者。以致病之由。必其所願不遂。鬱結而成。若不守分安命。縱有靈丹。終必復發。難治也。

頭痛

經曰。寸口之脉中手短者。曰頭痛。又曰。来疾去徐。上寔下虛。爲厥巔疾。症有陽虛者。即勞倦內傷也。有陰虛者。水虧而火亢於上也。然有因風火。因痰熱者。丹溪云。左屬風火。右屬痰熱。薛立齋云。久病多主於痰。痛甚者乃風毒上攻。更有因怒致痛者。當分虛寔寒熱而治之。又厥病篇曰。真頭痛甚者腦盡痛手足寒至節死不治。又奇病論曰。常有所犯內至骨髓。髓者以腦為主。腦逆故亦痛。數歲不已。名厥逆。東垣以為所犯大寒也。

手足麻木

經曰。足得血而能步。手得血而能握。又曰。營氣虛則不仁。衛氣虛則不用。營衛俱虛則不仁且不用。肉如故也。愚按昔人謂血虛則木。氣虛則麻。身無痛者。非寔邪也。世醫動言治痰祛風。則氣血益耗。必致偏枯痿廢。不知脾主四肢。主統血。今四肢不仁而木。不用而麻。譬猶樹木之衰。一枝津液不到則一枝先枯。其原由於脾不生血。而血化於氣。陰無陽不生。陽無陰不化。故氣與血一而二。二而一。不必偏治。惟有峻補氣血。噓之濡之。以資灌漑。經言人年四十而陰氣自半也。起居衰矣。若再不知培養。則本實撥而枝葉安望復榮耶。

胃心痛腹痛蟲痛

邪氣藏腑病形篇曰。心脉微急。為心痛引背。食不下。又曰胃痛者。腹䐜脹。胃脘當心而痛。上支兩脇。膈咽不通。食飲不下。雜病篇又言心痛。有引腰脊欲嘔者。有腹脹大便不利者。有引背不得息者。有小腹滿上下無常處。便溲難者。有但短氣不足以息者。當九節刺之。不已上下求之。立已。此言心痛兼肺胃肝脾腎者。與厥病篇所列同義。真心痛者。手足清爪甲俱青至節。旦發夕死夕發旦死。今病皆胃脘痛。脉細澁。似乎虛。甚則沉伏。此症有寒有食。而皆氣滯。亦有痰滯者。先宜吐之。不效則理其氣以通利之。所謂通則不痛也。心痛在上膈。其中脘痛者。脾病也。臍下痛者下焦病也。內經舉痛論一十三條。惟熱氣留於小腸。腸中痛而閉不通者。為熱。餘皆言寒氣客之。故曰痛者寒氣多也。此則有虛有寔。拒按者為寔。可按者為虛。虛則溫之。寔則下之。又丹溪謂臍下痛。人中黑者多死。腹痛作止有時。或淡食而飢則痛。厚味而飽則否。此為有蟲。甚則發黃。身腫。喜食生米茶葉土炭。蟲之所嗜也。治法得酸則伏。得苦則畏。丹溪謂上半月蟲頭向上。須用香甜引而藥之。本事方言五臟各有蟲。惟肺蟲居肺葉。成瘵痰。咯血聲嘶難治。蚘蟲。得食心煩而嘔。此臟寒。當自吐出。

咽喉

經曰。一陰一陽結。謂之喉痺。方書有十八種。雙単乳蛾者。乃喉中生癰。必刺出血而愈。纏喉風則一片紅腫。不必出血。火降則愈。其痰火壅盛。霎時脹滿。脉滑實者。當先用鵝翎蘸桐油。三復探吐出痰。再清其火。然症有虛實。有以情志鬱遏而起者。或以日食肥甘辛熱而起者。皆作實火論。若因酒色過度。真陰虧損。滿喉生瘡。破爛腫痛。此腎中之虛火。非壯水不可。用景岳法以井水浸藥。冷徐徐嚥之。又有火不歸元。而格陽于上。咽喉腫痛。足冷脉微。不喜冷飲。此無根之火。當引之歸元。非補命門火不可。

真鎖喉風者。景岳載有及笄女子。於仲秋忽然喉竅緊澁。息難出入。不半日愈劇。面青瞠目。不能語。診其脉無火。亦無腫痛。以為風邪。與二陳湯加生姜不效。欲進獨參湯。亦未敢。下手一夕而殺。愚按喉在前。主氣。咽在後。主食。喉司天氣。肺主之。咽司地氣。脾主之。時當秋仲。肺金之氣。變動為燥。燥則氣為之斂。濇以致喉閉。當與潤肺清金。似必獲効。二陳辛燥。乃治脾濕之藥。無怪乎病增而死。甚矣醫道之難。即景岳猶有抱憾者。姑誌此以質高明。

眼目

經曰。目者肝之官也。肝受血而能視。十二經脈三百六十五絡。其血氣皆上於面而走空竅。其精陽氣上走于目而為睛。又曰目者五臟六腑之精也。瞳子黑眼法于陰。白眼赤脈法于陽。陰陽合傳而精明也。又曰。心者五臟之專精也。目者其竅也。華色者其榮也。氣脫者目不明。目内陷者死。瞳子高者太陽不足。戴眼者太陽已絶。按目有五輪八廓七十二證。故世有專科。景岳云。病目者非火有餘。則陰不足耳。凡紅腫赤痛。皆屬有餘。既無紅腫。又無熱痛。而但昏澀無光。羞明冷淚。瞳人散大。時見黑花。或珠痛如摳等症。無非水之不足也。醫見火症。無不稱為風熱。多從散治。然必有外感。因風生熱者。風去火自息。此宜散也。若止因内火上炎。而為癢為痛者。因熱極而生風。熱去風自息。此不宜散也。此論最切當。按腫痛赤爛瞖。用光明草翻轉眼皮打至出血。初次一行。以洩火毒。亦無不可。屢試則傷目。楊仁齋云目者肝之外候。水能生木。子肝母腎也。故肝腎之氣充。則精彩光明。肝腎之氣乏。則昏蒙眩暈。若烏輪赤暈。刺痛浮漿。此肝熱燥澁。清淚枯黃繞睛。此肝虛。瞳人開大。淡白偏斜。此腎虛。瞳人焦小。或帶微黃。此腎熱。餘臟亦有主病。大抵以清心涼肝調血順氣為先。而又必靜坐息慮以養之。仁齋此論。亦極簡當。又東垣以不能近視為陽不足。不能遠視為陰不足。海藏反其語。以能遠視不能近視。責其有火無水。能近視不能遠視。責其有水無火。劉宗厚亦謂不能近視者。必陽勝陰。不能遠視者。必陰勝陽。景岳謂但當言其不足。不必言其有餘。愚按能遠視不能近視者。世無其人。惟老人往往喜遠視。然亦不過較近視稍能。非真火足而能遠視也。少年有自生至老近視而不能遠視者。未必即為火衰。然則諸家之說。亦存而不論。論而不議可也。

婦女

昔人謂男以腎為先天。女以肝為先天。肝性善鬱。故多幽怨。及其既病。每有不可告人者。且更有隔帷診脉。以絹蒙其手者。既不能望。又不能聞。問問之滋厭。故不易治。大旨以血為主。其月水上應太陰。下應海潮。經者常也。失其常則病也。天癸者天一生水也。李瀕湖云。有經期只吐血衄血或眼耳出血者。是謂逆行。有三月一行者。是謂居經。俗又名按季。有一年一行。是謂避年。有一生不行而受胎者。是謂暗經。有受胎之後。月月行經而產子者。是謂盛胎。俗名垢胎。二七天癸至。七七天癸絕。其常也。如褚記室所載。平江蘇達卿女十二受孕。遼史載亟普妻六十餘。生二男一女。此其異常之尤甚者也。內經言太衝脈盛則月事以時下。又曰。衝脈者經脈之海也。主滲灌谿谷。與陽明合于宗筋。陰陽總宗筋之會。會于氣街。而陽明為之長。是以男精女血。皆從前陰而降。又曰。二陽之病發心脾。有不得隱曲。為女子不月。蓋心為一陽。肝為二陽。心肝調和。則氣血滋養。而經候如常。丹溪曰。先期而至者。血熱也。後期而至者。血虛也。王子亨曰。陽太過則先期。陰不及則後時。褚氏云。女人天癸既至。逾十年無男子合則不調。未逾十年思男子合。亦不調。按調經宜先健脾胃以資生化之源。視其或先或後。察其寒熱虛實而調理之。凡飲食素少。形質薄弱。血虛者最多。不可因其不行妄進以通劑及寒涼等藥再傷脾腎。以伐生氣。其有欲念不遂。或房室過度。以致愆期者。療治最難。至于經行腹痛。非寒滯即血滯。皆為實。如行後反痛可按者為虛。又有一月兩三行者。乃亂之甚。由亂而淋。淋而崩。甚或心痛。謂之殺血心痛。皆陰虛絡傷。因之失守。雖有挾火者。然每紫黒色如屋漏水。乃真元内損。悉屬虛寒。須參脉候。不可概執為熱。若大脫血。必得獨參湯救之。陽生則陰長也。

景岳云。妊娠為血留氣聚。胞宮内實。脉必滑数。即羸弱之體。脉多微弱不数。亦必有隱隱滑動之象。此正陰搏陽別之義。聖濟經曰。天之德。地之氣。陰陽之至和。流薄于一體。因氣而左動。則屬陽。陽資之則成男。因氣而右動。則屬陰。陰資之則成女。男動在三月。陽性早也。女動在五月。陰性遲也。女胎背母而懷。故母

之腹軟男胎面母而懷故母之腹硬按胎之男女或以精勝血
勝言或以剛日柔日言具詳種子説內聖濟經之説較為理足
也耆婆論曰兒在胎一月如珠露二月如桃花三月男女分四
月形象具五月筋骨成六月毛髮生七月遊其魂能動左手八
月遊其魄能動右手九月三轉身十月受氣足世皆宗之與巫
方氏孫真人論畧有異同胎之不安者或寒或熱或虛或寔皆
有之王節齋以清熱養血為主而以條芩白术為安胎聖藥然
受胎後未必盡熱黄芩亦須酌用其有因鬱怒氣逆或房事不
節致胎上逼或因跌撲損傷甚則動血墮胎隨之矣墮胎不可

慣每在三五七等月下次至期復墮胞繫於腎腰為腎府三月以後宜用布緊束每日隨性行動數步不可熏香動怒忌見凶惡穢物忌食椒姜犬羊兎鱉及無鱗魚等物更忌房事走洩元氣常宜佩玉言動必恭或自觀書或聽讀書聲此胎教也又胎漏有毋氣壯寔血蔭胎而有餘不必治之五月以後自止鬼胎者即癥瘕之類也

生產由於天化瓜熟蒂落何假人力難產者率皆坐草太早兒未轉身向下毋力已乏以致橫生逆產手足先出盤腸坐產皆因於此臨月腹痛時作時止或胎水少下謂之弄胎且有半月

一月前腹痛。一陣緊。一陣緩者。謂之試月。皆非正產。正產者痛極連腰。一陣緊一陣。搯產母中指節跳動。六脉離經。失其常候。此時正兒逼產門。水血併下。方可坐草。試湯。或氣弱血虛艱於傳送。服催生藥。如加味芎歸湯。景岳脫花煎之類。決無難產之患。房中宜寒暖得所。不可多人。不可驚惶。不可令穩婆用法催逼。如兒身未順。或手足先出。但令產母安心仰臥。穩婆以手徐徐推入。再以中指摸其肩。勿使臍帶絆住。自即順生。道盡於此矣。既產血往上衝。心神迷悶。令聞煮滚醋氣即醒。或去血過多。以致昏暈。脉脱如無。非溫補不可。又或氣隨血去。面白口開眼閉。手冷。脉微欲絶。非用人参不可。勿泥於産後七日前無補之説。坐視其死。然必見症確寔。補藥亦不可亂投也。其子死腹中。舌見青黑。覺有陰冷穢氣上衝。急下之。胞衣不出。或因無力傳送者。以血藥助之。或因惡露阻滞。急以本婦頭髮攪入喉中。使之作嘔。則氣升血散。胞必自下。産後腹痛。有虚痛。有兒枕痛。但安養之。勿藥可愈。有寔痛拒按者。則瘀血爲患也。發熱有因蓐勞。有因血虚。有因感冒。丹溪謂凡産後病。皆當以培養爲主。即有雜症。以末治之。良然。按古法。産母面赤舌青。母活子死。面青舌赤。子活母死。愚謂産無死症。惟坐草太早。變症百出。努力太過一時暴脫。補救不及。以及既產血往上衝。不與通理血脫昏暈。不與峻補。則皆死矣。否則皆可全活也。

婦人白帶白濁。每因房事不節。或抑鬱太甚。最不易治。此外有濕熱下流者。有虛寒不固者。然濁則多熱。帶則有寒有痰。當參脈症而治。大旨與男子淋濁同法。

奇病

一症瘧後口鼻氣出盤旋不收凝如黑盖色過十日漸至肩與肉相連堅勝金石無由飲食煎澤瀉湯日飲三盞五日愈

一症自覺本形作兩人並行並臥不辨真假者離魂病也用辰砂人參茯苓濃煎日飲自愈又有臥則覺身外有身一樣無別但不語此肝虛魂不歸舍前方加龍齒等分臥時煎服

一症有虫如蟹走于皮下作聲如小兒啼為筋肉之化雄黃雷丸各一兩為末摻猪肉上炙熟吃盡自安

一症口鼻出腥臭水以碗盛之狀如鉄色蝦魚走躍捉之即化

為水。此肉壞也。但多食鷄饌即愈。

目赤腫脹大喘。渾身出斑。毛髮如鐵。乃因中熱毒氣結于下焦。用滑石白礬各半兩。為末。作一服。水三碗。煎減半。不住飲之。

一症。鼻中毛出。晝夜可長一二丈。漸粗圓如繩。痛不可忍。摘去復生。此因食猪羊血過多。用生乳香硇砂各一兩。為末。稀飯丸桐子大。早晚各服十丸。自愈。

人忽遍身皮底渾渾如波浪聲。痒不可忍。抓之血出不能解。謂之氣奔。以苦參人參青鹽細辛各一兩。水煎細飲。盡即安。

腹如鐵石。臍中水出。旋變作虫行。繞身匝痒。難忍。擺撥不盡。用蒼朮煎濃湯浴之。仍以末入射香少許。水調服。

十手指節斷壞。惟有筋連。無節肉虫出。如燈心長數寸。遍身綠毛。名血餘病。以茯苓胡連煎湯飲之。愈。

大腸頭出寸餘。痛苦。乾則自落。又出。名爲截腸病。初起用器盛芝麻油坐浸之。飲大麻子汁數升。即愈。

人忽遍身肉出如錐。既痒且痛。不能飲食。名血壅。不速治必潰膿血。以赤皮葱燒灰淋洗。飲豉湯數盞。自安。

眉毛動搖。目不交睫。喚之不應。但能飲食。用蒜三兩杵汁調酒飲即愈。

一症毛竅節次血出不止皮脹如鼓須臾目鼻口被氣脹合此名脉溢脹生姜自然汁和水各半盞即安

寒熱不止数日四肢堅如石撃之如鍾磬聲日漸瘦悪用吳萸木香等分煎服

咽喉生瘡層層如疊不痛日久有竅出臭氣廢飲食用臭橘葉煎湯頻服愈

凡人目中白珠渾黑視物如常毛髮堅直如鉄能飲食而不語如醉名曰血潰以五靈脂末湯調服二錢即愈

人頂生瘡五色如櫻桃狀破則自頂分裂連皮剥脱至足名曰

肉人。常飲牛乳自消。

有人飲油五升方快。此髮入于胃。氣血裹之。化為虫也。雄黃半兩為末水調服之。虫自出。

愚按甄立言究習方。載有餌雄黃吐出一蛇者。又明皇雜錄載有黃門渴飲澗水。腹堅如石。煮服硝石雄黃。吐出一物。鱗甲皆具。故周禮瘍師療瘍。以五毒攻之也。

口內肉毬。有根如線五寸餘。如釵股。吐出乃能食物。捻之則痛徹心。用射香一錢。研水調。日三服自消。以上俱載夏子益奇疾方

山野人好嚙風。在腹生長為風瘕。用敗梳箆各一枚。各破作兩

分。以一分燒研。一分水煮。調服。即下出。千金方

腸胃生虫。好食生米。用蒼朮泔浸一夕。焙為末。蒸餅丸。服食前米飲下。見楊氏家藏方

病發不休。用塩煅研。入河水煎沸啜之。探吐熱痰即愈。儒門事親

有人遍身生瘡。狀如蛇頭。用明礬一兩生研。以好黄蠟七錢鎔化。丸如桐子大。每服十九丸開水下。李迅癰疽方

小兒聞雷即昏倒。此氣怯也。以人參當歸麦冬各二兩。五味子五錢。煎服。楊起簡便方

少年眼中常見一鏡。此吃魚膾太多。飲芥醋愈。壯夢瑣言

有人承簷溜浣手。覺物入爪中。初若絲髮。數日如線。伸縮不能始悟其為龍伏藏也。石藏用教以用木蜣蜋塗指挑之始免震厄翰苑叢記

身如虫行。用大豆水漬絞漿。旦旦洗之。千金方

一婦產後用力。垂出肉線長三四尺。觸之痛引心腹。用老姜連皮三觔擣爛。入蔴油二觔拌勻炒乾。先以熟絹五尺折作方結。令人輕輕盛起肉線。使之曲曲作三團。納入產户。乃以絹袋盛姜就近熏之。冷則更換。一日夜縮入大半。二日盡入也。線斷者不治。魏夫人恠病方

一婦月事退出皆作禽獸之形欲來傷人先將綿塞陰戶乃頓服沒藥末一兩開水下危氏方

睡時風滿血肉俱壞舌尖血出脣動鼻開名虱陣日飲鹽湯即愈

經行眼血如狂用紅花歸尾桃仁煎服

艾灸火痂便落瘡內鮮血片片如蝶飛用大黃芒硝水調服

男女大腳指縫生毛極痛濃煎桐油滴入一點愈

眼珠垂下便血出名肝脹煎羌活服

四肢不動好大言說吃物如說某物即與看不與食淚流出饞

涎即愈名失物望

產後忽兩乳細小下垂過腹痛甚名乳懸用芎歸各二觔以四分之一煎服餘燒烟熏乳口鼻

淵疽發于肋下从則一竅有聲如兒啼灸湯陵泉二七壯即愈

手指彎曲節間痛甚漸斷落以萆麻子二兩去殼用黃連四兩貯瓶内用水二升浸之春夏三日秋冬五日每早面東以此吞萆麻一粒加至四粒微泄無害忌食動風物

一婦生虫一對長寸許能走自後日生一對名子母虫埋土中服苦參加殺虫藥愈

閉目即内見肺腑。頭眩心悸不寐。太甘艸作丸服。

面生黑丹如芥子。遍身即不治。用鹿角燒灰存性。豬油調敷。

一人腸破腸出。急以香油扶入。以人參杞子煎湯。淋之皮自合。

多吃猪腎粥愈。

白寒瘡。遍身似貓眼。無膿血。冬月近脛。多食雞魚葱韭愈。

頭面發熱有光。他人手不可按。用韭汁半兩酒冲服。吐物如蛇。

渾身生泡如梨。破則出水。内有石。如指甲大。肉盡不治。用三稜

莪术各五錢為末。酒下。

小便出糞。大便出尿。名曰交腸。用舊幞頭燒灰。酒下二五分。

兒初生遍身無皮。掘土坑令臥一宿。或用白早米粉乾撲。候生皮乃止。又本草綱目方取車輦土碾傅之。三日後生膚
自項至前後。尻尾皮裂。如刀割一條。痛極。名肉人。飲牛乳愈
大指忽痳木。皮厚如褁。酒煎苦參服。末敷。又女子遍身皮厚。全治。
兩足心突腫。硬如鉄。生孔流髓。發寒。思飲酒。此肝腎氣冷熱相吞。用川烏炮為末敷之。服韮菜湯
四肢節脫皮連不能𤍠。名筋解。用黃蘆酒浸一宿。研末。酒服二錢。

一症眼中見物如獅子。伊川教用手直前捕之。見其無物。久久自愈。

吳少師飲澗水得病。每食飲入咽。如萬虫攢攻。且痒且痛。日漸消瘦。以勞取黃土和溫酒攪匀。投殺虫棄。空腹服之。下馬蝗乃愈。（夷堅志）

眼睛突出一二寸。以新汲水數易灌漬之。自愈。

一女喜日食河泥数碗。以東壁土調水飲之。即愈。

人每言腹中有小聲效之。数年聲漸大。名應聲蟲。讀本草至雷丸不語。服之愈。（遯齋閒覽）又泊宅編載此症畧同。服藍汁愈。

愚按以上各症歷年見聞所及。隨手記録。或詳出處。或不記出處。若非血氣之乖違。臟腑之敗壞。不至此也。雖各著治法。幸而獲效。急宜逐症調理。方保無虞。然亦不恒見。余惟治一小兒初生無皮。如法行之。一月而皮漸生。詢知産母日坐高楼。足不履地。因之兒生無皮。李瀕湖亦謂受胎未得土氣所致。理或然與。

述異

史記姜嫄祀郊禖。見大人跡。履其拇。遂震動有娠而生。棄簡狄祈郊禖。鳦遺卵呑之而生契。又云陸終氏娶鬼方之女孕而左脇出三人右脇出三人。脩已背拆而生禹。簡狄胸拆而生契。按釋氏亦云釋迦生于摩耶之右脇也。

博物志徐偃王母產卵。孤獨老母取覆之。出一兒。後繼徐國

搜神記黃帝母附寶孕二十五月而生。

漢書堯及昭帝皆以十四月生。晉書苻堅母孕十二月生。

嵩山記陽翟有婦妊三十月。從母背上出。五歲入山學道。

魏志 黃初六年汝南屈雍妻王氏生男從右脇下小腹上而生瘡愈母子全安

異苑 晉時李宣妻樊氏腹孕而額上有瘡兒從瘡出常山趙宣母妊髀上搔痒成瘡兒從瘡出母子平安

晉書 亂氣所生謂之人痾其類有三有値男即女値女即男者有半月陰半月陽者有可妻不可夫者按嘉慶十七年京師有前半夜爲女後半夜有莖挺出爲男而以奸破案者

漢書 哀帝建平中豫章男子化爲女嫁人生一子

續漢書 獻帝建安二十年越巂男子化為女

綱目 隆慶元年靜樂李良雨年二十八腹痛甚腎囊縮入變爲女次月行經

唐書李光弼母封韓國太夫人有鬚數十莖長五寸
淮南子文王四乳
史稱唐高祖有三乳
又齊王敬兩脇下生乳長數寸

洪範五行傳 魏襄王十三年有女子化爲丈夫

晉書 惠帝元康中安豐女子周世寧以漸化爲男子至十七八而性氣成又孝武寧康初南郡女子唐氏漸化爲丈夫

南史 劉宋文帝元嘉二年燕有女化爲男

宋史 宣和六年都城有賣青果男子孕而生子

宣政錄 宋宣和初朱節妻年四十一夕頷痒至明鬚長尺餘

漢書 南陽李元有孫生數旬蒼頭李善自乳之孔爲生湩

唐書 元德秀兄子襁褓喪親德秀自乳之數日乳中湩流能食

世說 武昌貞婦望夫化而爲石

幽冥錄 陽羨小吏吴龕于溪中拾

三八

一五色浮石。歸置床頭。至夜化為女子。
搜神記魏文帝黃初中。清河宋士宗母浴于室。化為鱉入水。時復還家。
隋書文帝七年。相州一桑門化爲蛇。
續漢書靈帝時。江夏黃氏母浴水化為黿。入于淵。
宋史崑山石工采石。陷入石穴。三年掘出猶活。見風化爲石。
淮南子牛哀病七日。化而爲虎。搏殺其兄。
唐書武后時。柳州左史因病化虎。擒之乃止。而毛生矣。又憲宗元和二年。商州役夫將化爲虎。衆以水沃之。乃不果。
爾雅北方有比肩民。爲半體相合。迭食而迭望。

五臟六腑攷有圖橅金鑑本

海鹽錢一桂東堂輯

心

經云。心者君主之官。神明出焉。居肺管之下。膈膜之上。附着脊之第五椎。其合脉也。其榮色也。開竅於耳。又曰開竅於舌。是經少血少氣。

難經曰。心重十二兩。中有七孔三毛。盛精汁三合。主藏神。

張會卿曰。心象尖圓形如蓮蕊。其中有竅。多寡不同。以導引天真。之氣下無透竅。上通乎舌。共有四系以通四藏。心外有赤黃脂裹是為心包絡。心下有膈膜與脊脇周廻相着遮蔽濁氣使不得上熏心肺所謂膻中也

心圖

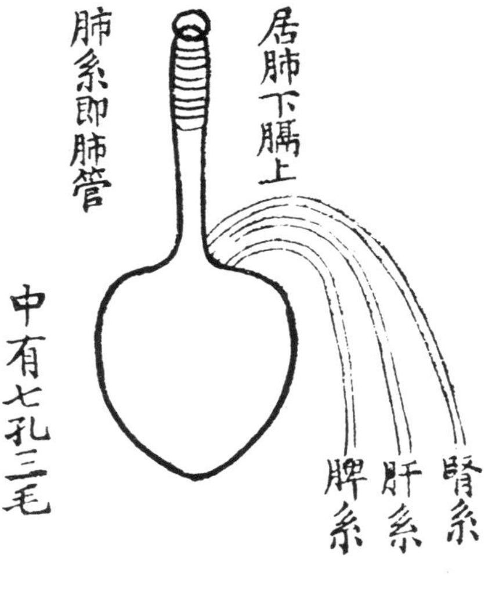

肺

經云。肺者相傅之官。治節出焉。其形四垂。附着於脊之第三椎。中有二十四空。行列分布。以行諸藏之氣。爲藏之長。爲心之蓋。是經常多氣少血。難經曰肺重三觔三两。六葉兩耳。主藏魄。中藏經曰。肺者生氣之原。乃五藏之華蓋。張會卿曰。肺葉白瑩。謂之華蓋。以覆諸藏。虛如蜂窠。下無透竅。吸之則滿。呼之則虛。一呼一吸。消息自然。司清濁之運化。爲人身之橐籥。

肺圖

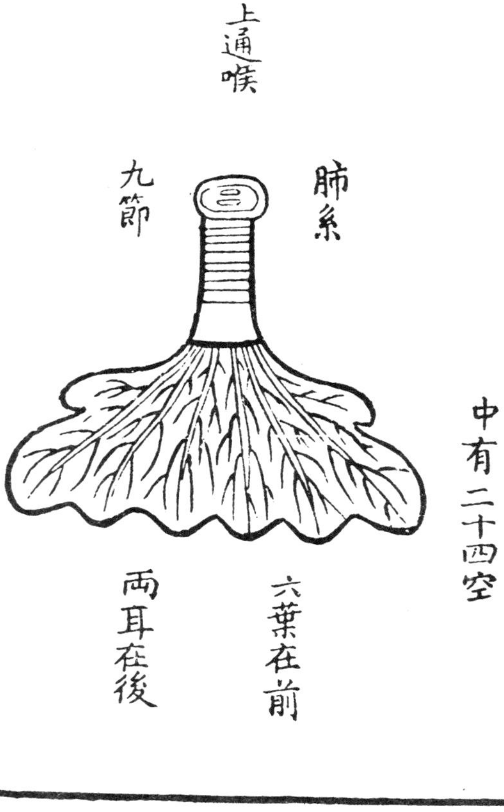
上通喉
九節
肺系
中有二十四空
兩耳在後
六葉在前

脾

經云脾胃者倉廩之官。五味出焉。又云諫議之官。知周出焉。形如刀鐮。與胃同膜。而附其上之左俞。當十一椎下。聞聲則動。動則磨胃而主運化。其合肉也。其榮脣也。開竅於口。是經常多氣少血。

中藏經曰。脾主消磨五穀。養於四旁。

難經曰脾重二觔三兩。廣扁三寸。長五寸。有散膏半觔。主裹血温五藏。主藏意與智。

脾圖

與胃同膜附其上之左俞

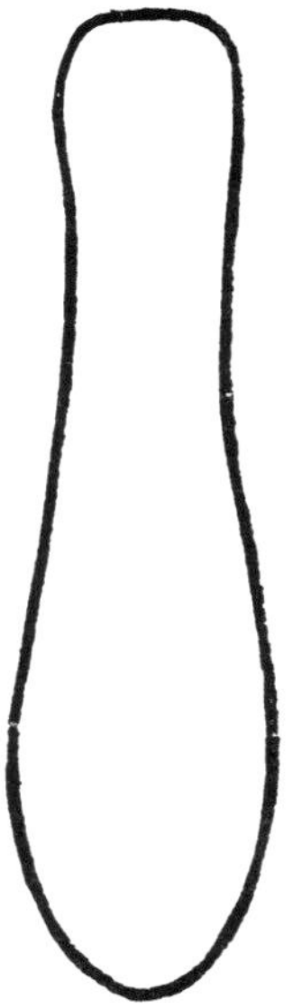

肝

經云肝者將軍之官。謀慮出焉。居膈下。上着脊之九椎下。是經常多血少氣。其合筋也。其榮爪也。主藏魂。開竅於目。其系上絡心。肺下亦無竅。

難經曰。肝重二觔四兩。左三葉右四葉。其治在左。其臟在右脇右腎之前。並胃。着脊之第九椎。

愚按刺禁論曰。肝居下左。後當以素問爲政。

肝圖

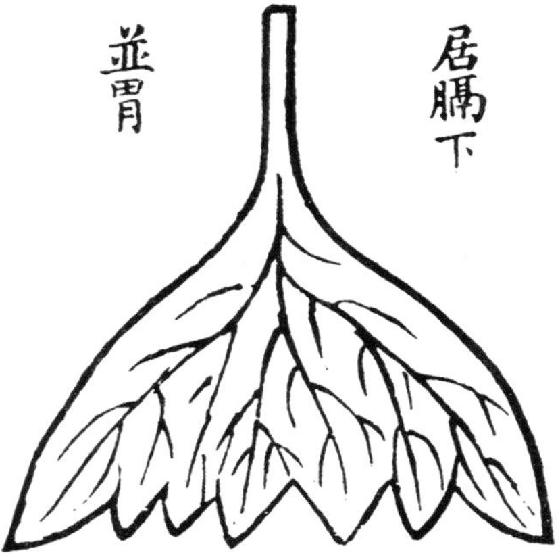

腎

經云。腎者作强之官。伎巧出焉。附於脊之十四椎下。是經常少血多氣。其合骨也。其榮髮也。開竅于二陰。

中藏經曰。腎者精神之舍。性命之根。

張會卿云。腎有兩枚。形如豇豆。相並而曲。附于脊之兩旁。相去各一寸五分。外有黃脂包裹。各有帶二條。上條繫于心。下條趨脊下大骨。在脊骨之端。如半手許。中有兩穴。是腎帶經過處。上行脊髓。至腦中。連于髓海。

難經曰。腎有兩枚。重一觔二兩。主藏精與志。

腎圖

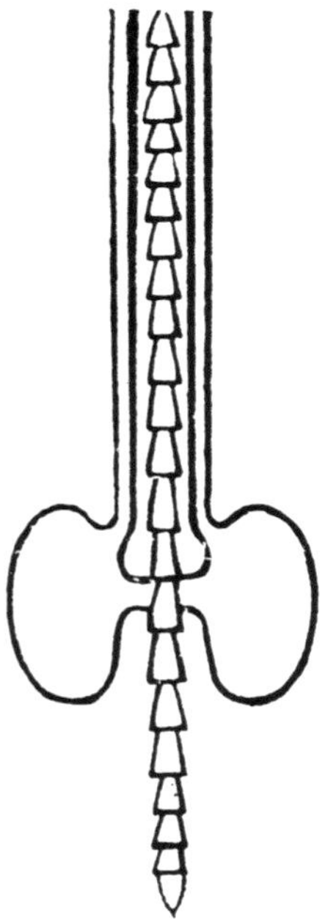

膽

經云膽者中正之官。決斷出焉。是經多血少氣。

又曰凡十一藏。皆取決於膽也。

中藏經曰。膽者清淨之府。號曰將軍。主藏而不寫。

難經曰。膽在肝之短葉間。重三两三銖。長三寸。盛精汁三合。

膽圖

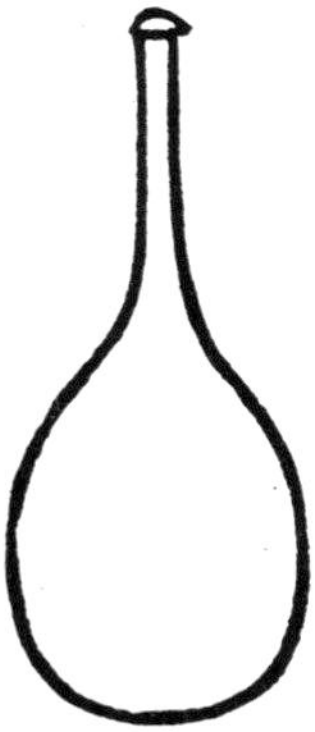

在肝之短葉間

胃

經云。胃者水穀氣血之海也。大一尺五寸。徑五寸。長二尺六寸。横曲受水穀三斗五升。是經多氣少血。

難經曰。胃重二觔一两。

張會卿曰。胃之上口。名曰賁門。飲食之精氣。從此上輸於脾肺。宣布於諸脉。胃之下口。即小腸上口。名曰幽門。

胃圖

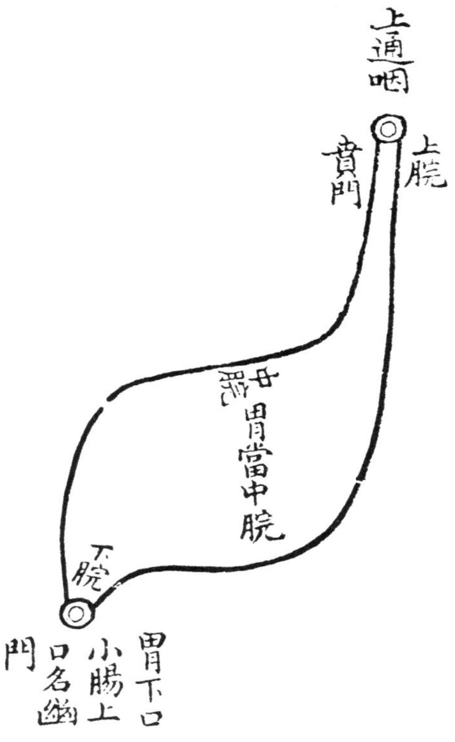

小腸

經云。小腸者受盛之官。化物出焉。後附於脊。前附於臍上。左迴疊積十六曲。大二寸半。徑八分分之少半。長三丈二尺。受穀二斗四升。水六升三合。小腸上口。在臍上二寸。近脊。水穀由此而入。復下一寸。外附於臍。為水分穴。當小腸下口。至是而泌別清濁。水液滲入膀胱。滓穢流入大腸。是經多血少氣。

難經曰小腸重二觔十四兩。

小腸圖

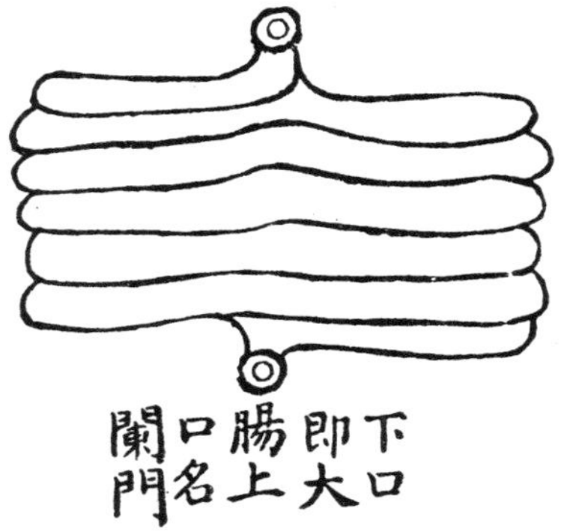
上口即胃之下口
臍上左迴疊十六曲
下口即大腸上口名闌門

大腸

經云。大腸者傳道之官。變化出焉。又曰。迴腸當臍左迴十六曲。大四寸。徑一寸寸之少半。長二丈一尺。廣腸附脊以受迴腸。乃出滓穢之路。大八寸。徑二寸寸之大半。長二尺八寸。迴腸受穀一斗水七升半。廣腸受穀九升三合八分合之一。是經多氣少血。

張會卿曰。迴腸者以其迴疊也。廣腸即迴腸之更大者。直腸者又廣腸之末節。下連肛門也。

難經曰。大腸重二觔十二兩。肛門重十二兩。

大腸圖

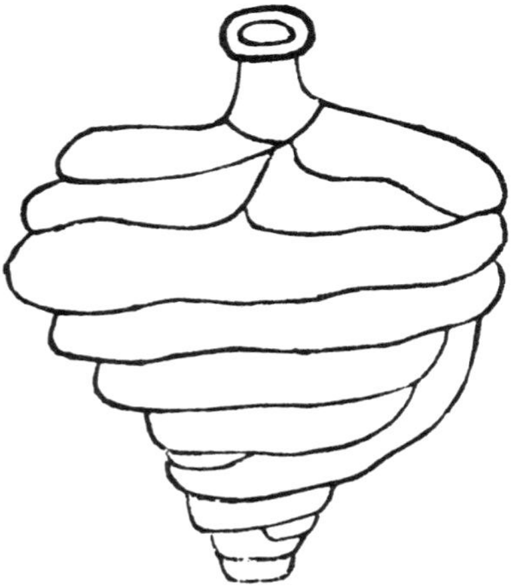
大腸上口即小腸下口
當臍左迴十六曲
下接直腸直腸下即肛門

膀胱

經云。膀胱者州都之官。津液藏焉。氣化則能出矣。當十九椎居腎之下。大腸之前。有下口。無上口。當臍上一寸水分穴處。為小腸下口。乃膀胱上際。水液由此別迴腸。隨氣泌滲而入。其出入皆由氣化。入氣不化。則水歸大腸而為泄瀉。出氣不化。則閉塞下竅而為癃腫也。是經多血少氣。

難經曰。膀胱重九兩二銖。縱廣九寸。盛溺九升九合。口廣二寸半。

膀胱圖

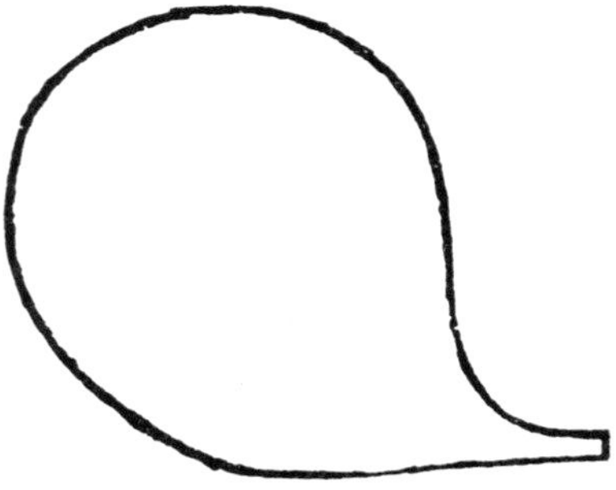

三焦

經云。上焦如霧。中焦如漚。下焦如瀆。又云三焦者。決瀆之官。水道。出焉是經少血多氣。中藏經曰。三焦者人之三元之氣也。號曰中清之府。總領五藏六府營衛經絡。內外左右上下之氣也。其於周身灌體。和內調外。榮左養右。導上宣下。莫大乎此。

愚按三焦一經。內經謂之游部。故秦越人王叔和皆以為有名無形。然讀本藏篇有曰。腎主骨。密理厚皮者三焦膀胱厚。且又並稱為傳化之府。則又似有形者。然註證發微別作一腎圖。而於兩腎下。旁列二府。右為三焦。左為膀胱。茲圖从金鑑本。

三焦圖

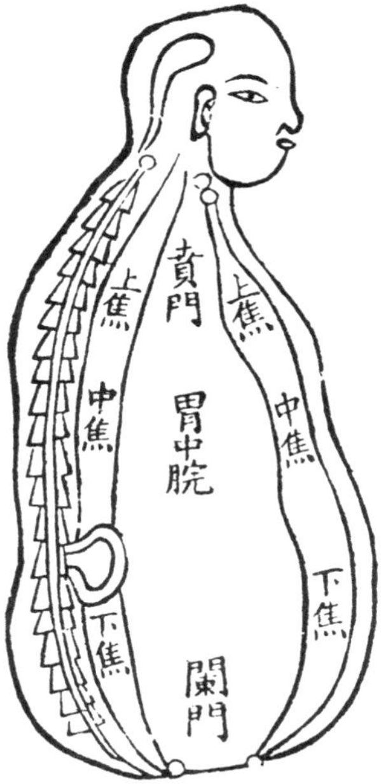

心包絡

張會卿曰。心包一藏。難經言其無形。滑氏曰。心包一名手心主。以藏象校之。在心下橫膜之上。豎膜之下。其與橫膜相粘。而黃脂裹者心也。脂膜之外。有細筋膜如絲。與心肺相連者。心包也。此說為是。凡言無形者非。

心包絡圖

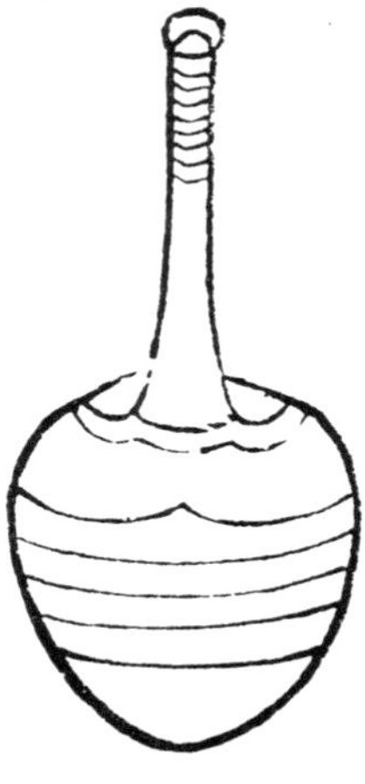

十二經併奇經攷有註

愚按經脉循行金鑑及註證發微俱各有圖惟是經絡縱横參差坊本翻刻糢糊難以考證今將各經循行處依經文纂刻于前復逐條詮註于後亦即歷歷如繪也

心經

手少陰心脉起於心中出屬心系下膈絡小腸其支者從心系上俠咽繫目系其直者復從心系却上肺下出腋下循臑内後廉行手太陰肺心主之後下肘内循臂内後廉抵掌後鋭骨之端入掌内後廉循小指之内出其端

咽亦曰嗌在喉之後喉在咽之前覆喉管之上竅者曰會厭似皮似膜聞食則開咽食則閉 目系目睛入腦之系

臑肩下內側對腋處高起之白肉 廉骨際也 肘臂之中節

肺經

手太陰肺脉起於中焦。下絡大腸。還循胃口。上膈屬肺。從肺系。橫出腋下。下循臑內。行少陰心主之前。下肘中。循臂內上骨下廉。入寸口。上魚。循魚際。出大指之端。其支者從腕後直出次指內廉出其端。

魚掌外側之上隴起者 魚際手大指本節後內側陷中散脉中白肉際 腕臂掌骨交界處

脾經

足太陰脾脉。起於大指之端。循指內側白肉際。過核骨後。上內踝前廉。上腨內。循脛骨後。交出厥陰之前。上膝股內前廉。入腹。屬脾絡胃。上膈挾咽。連舌本。散舌下。其支者復從胃別上膈。注心中。

核骨在足大指內側 腨小腿肚 舌本舌根也

肝經

足厥陰肝脉。起於大指聚毛之上。上循足跗上廉。去內踝一寸。上踝八寸。交出太陰之後。上膕內廉。循股陰入毛中。過陰器。抵小腹。侠胃屬肝。絡膽。上貫膈。布脅循喉嚨之後。上入頏顙。連目

系上出額與督脈會於巔其支者從目系下頰裏環唇内其支者復從肝別貫膈上注肺

聚毛（小腹下横骨間曰毛際聚毛即毛後横紋也）跗（足背同趺）踝（胻骨下足趺上兩旁突出之高骨）膕（腿灣也）脅（腋下至肋骨盡處腋肋揔謂之胠）膈（胸下腹上之膜也）頏顙（口内之上二孔）頰（耳前顴側面兩旁）

腎經

足少陰腎脈起於小指之下斜趨足心之涌泉穴出於然谷之下循内踝之後別入跟中以上腨内出膕内廉上股内後廉貫脊屬腎絡膀胱其直者從腎上貫肝膈入肺中循喉嚨俠舌本

其支者從肺出絡心。注胸中。

湧泉足心陷中 然谷足内踝前起大骨下陷中 跟足跟

膽經

足少陽膽脉起于目鋭眥。上抵頭角。下耳後。循頸行手少陽之前。至肩上。却交出手少陽之後。入缺盆。其支者。從耳後入耳中。出走耳前。至目鋭眥後。其支者。別鋭眥。下大迎。合手少陽。抵於䪼。下加頰車。下頸。合缺盆。以下胸中。貫膈。絡肝。屬膽。循脅裏。出氣衝。繞毛際。橫入髀厭中。其直者。從缺盆下腋。循胸。過季脅下。合髀厭中。以下循髀陽。出膝外廉。下外輔骨之前。直下抵絕骨之端。下出外踝之前。循足跗。上入小指次指之間。其支者別跗上。入大指之間。循大指岐骨內出其端。還貫爪甲出三毛。

目銳眥 近髮前即外眥也內眥近鼻即大眥

頭角 額兩旁

缺盆 肩上橫骨陷中

大迎 口之下唇末處曰頷頷下前一寸三分骨陷中

䪼 目之下眶骨

頰車 即下牙床骨

氣街 鼠谿直上一寸即毛際兩旁之動脈也

髀厭 當環跳穴處側臥伸上足屈下足取之即髀樞

輔骨 脛骨有二前名成骨後名輔骨

絕骨 在輔骨之前髀陽垂手股中指尖到處即是

岐骨 凡骨之兩叉者皆曰岐

小指次指 即名指

三毛 足大指爪甲後

胃經

足陽明胃脈。起于鼻之交頞中。旁約太陽之脈。下循鼻外。入上齒中。還出俠口。環脣下。交承漿。却循頤後下廉出大迎。循頰車上耳前。過客主人。循髮際。至額顱。其支者從大迎前下人迎。循喉嚨。入缺盆下膈。屬胃絡脾。其直者從缺盆下乳內廉。下挾臍。入氣街中。其支者起於胃下口。循腹裏。下至氣街中而合。以下髀關。抵伏兔下膝臏中。下循脛外廉。下足跗。入中指外間。其支者下廉。三寸而別。入中指外間。其支者別跗上。入大指間。出其端。

頞即山根

承漿頤前下唇稜下陷中

頤口角之後腮之下

客主人耳前陷中聽會穴之上一寸

人迎結喉兩旁一寸五分動脈

髀膝上之大骨上接髀樞下接胻骨

胻膝下之骨亦曰脛

伏兔髀骨

前膝之上起肉也　臏膝蓋骨

小腸經

手太陽小腸脉。起于小指之端。循于外側。上腕。出踝中。直上循臂骨下廉。出肘內側兩骨之間。上循臑外後廉。出肩解。繞肩胛。交肩上。入缺盆。絡心。循咽下膈。抵胃。屬小腸。其支者從缺盆循頸上頰。至目銳眥。却入耳中。其支者別頰上䪼。抵鼻至目內眥。斜絡於顴。

肩胛即肩膊髃骨之末成片骨也　肩解肩端之骨曰髃解髃節解處

大腸經

手陽明大腸脉。起於大指次指之端。循指上廉。出合谷兩骨之間。上入兩筋之中。循臂上廉。入肘外廉。上臑外前廉。上肩。出髃骨之前廉。上出於柱骨之上會。下入缺盆。絡肺。下膈。屬大腸。其支者。從缺盆上頸。貫頰。入下齒中。還出俠口。交人中。左之右。右之左。上俠鼻孔。

合骨 食指岐骨間　**大指次指** 即食指　**柱骨** 膺之上缺盆之外內接橫骨外接肩胛

膀胱經

足太陽膀胱脉。起於目內眥。上額。交顛。其直者。從顛入絡腦。還出別下項。循肩髆內。挾脊。抵腰中。入循膂。絡腎。屬膀胱。其直者

從腰中下挾脊。貫臀。入膕中。其支者從髆內左右。別下貫胛挾
脊內。過髀樞。循髀外。從後廉下合膕中。以下貫腨內。出外踝之
後循京骨至小指外側。

膂夾脊骨兩旁 京骨在足小指外側

三焦經

手少陽三焦脉。起於小指次指之端。上出次指之間。循手表腕。
出臂外兩骨之間。上貫肘。循臑外。上肩而交出足少陽之後。入
缺盆。布膻中。散絡心包。下膈。循屬三焦。其支者從膻中上出缺
盆。上項。俠耳後。直上出耳上角。以屈下頰至䪼。其支者從耳後

入耳中。出走耳前。過客主人。前交頰。至目銳眥。

心包絡經

手厥陰心主包絡脈起於胸中。出屬心包絡。下膈歷絡三焦。其支者循胸中。出脅下腋三寸。上抵腋下。循臑內。行太陰少陰之間。入肘中。下臂行兩筋之間。入掌中。循中指出其端。其支者別掌中。循小指次指出其端。

小指次指即名指

任脈

素問骨空論曰。任脈者起於中極之下。以上毛際。循腹裏。上關

元至咽喉上頤循面入目

靈樞五音五味篇曰衝脉任脉皆起於胞中上循背裏為經絡之海其浮而外者循腹上行會於咽喉別絡口唇

中極臍下四寸關元臍下三寸胞中即丹田

督脉

素問骨空論曰督脉者起於少腹下骨中央女子入繫廷孔其孔溺孔之端也其絡循陰器合篡間繞篡後別繞臀至少陰與巨陽中絡者合少陰上股內後廉貫脊屬腎與太陽起於目內眥上額交巔上入絡腦還出別下項循肩髆內俠脊抵腰中入

循脊。絡腎。其男子循莖下至篡與女子等。其少腹直上者貫臍中央。上貫心。入喉。上頤環唇。上繫兩目之下中央。女子入繫廷孔少腹下橫骨中央男子陰器合篡間也 篡間小腹下橫骨之下兩股之前凹處兩陰之間

衝脉

素問骨空論曰。衝脉者起于氣街。並于少陰之經。俠臍上行至胸中而散。

靈樞衛氣篇曰。請言氣街。胸氣有街。腹氣有街。頭氣有街。脛氣有街。故氣之在頭者止之於腦。氣在胸者止之膺與背俞。氣在

腹者。止之背俞。與衝脉在臍之左右之動脉者。氣在脛者。止之於氣街與承山踝上。又順逆肥瘦篇曰。衝脉者五藏六腑之海也皆禀氣焉。又動俞篇曰。衝脉者十二經之海。與少陰之大絡起于腎。下出於氣街也。又五音五味篇曰。衝脉任脉皆起于胞中。

膺胸前兩旁高處也　承山腿肚下尖分肉間

帶脉

靈樞經脉別篇。曰足少陰上至膕中。別走太陽而合上至腎。當十四椎。出屬帶脉。

二十八難曰。帶脉者起于季脇。廻身一周。

季脇脇下小肋骨也

陽蹻陰蹻。

靈樞脉度篇曰蹻脉者少陰之别。起於然谷之後。上内踝之上。直上循陰股入陰。上循胸裏。入缺盆。上出人迎之前。入頄。屬目内眥。合於太陽陽蹻而上行。氣並相還則為濡目。氣不榮。則目不合。

二十八難曰。陽蹻脉者。起於跟中。循外踝上行。入風池。陰蹻脉者亦起于跟中。循内踝上行。至咽喉。交貫衝脉。

鳩頭內鼻傍近風池耳後大筋
門牙之骨　外膺陷中
陽維陰維
二十八難曰。陽維陰維者。維絡于身。溢畜不能環流灌溢諸經
者也。故陽維起于諸陽之會。陰維起于諸陰交也。

經驗簡易良方

海鹽錢一桂東堂輯

癆嗽

八月朔取百草露磨墨點膏盲穴謂之天灸神效四椎下兩旁各開三寸五分取穴

又方 白蘿蔔挖空入白糖紮緊取露水二三錢煮爛露一宿温服

噎膈

生藕 生姜 雪梨 蘿蔔 甘蔗 白菓 蜂蜜 竹瀝

各取汁一杯飯上蒸熟代茶日服

嗽血

紅棗二觔蒸去皮核 黑砂糖一觔 蔴油四兩 共搗作餅每服三五錢開水下

又方東引桑根白皮一觔。泔浸三夜。刮去黃。入糯米四兩。焙研末。每服二錢。米飲下

吐血

用爪子一合。令人咬開。去仁用殼。桂圓十枚。以針密刺細孔。紹酒一盞。仝煎。只吃酒。數服即愈。永不復發

晚桑葉焙研 涼茶下三錢

又方取鱉背內水冲酒服肉亦煮吃盡多服自效

按肺損咯血紅瘦。用猪肺煮熟切片。蘸薏苡仁末。空心淡服效。

衄血

新汲水隨左右洗足。或用蒜泥貼足心。即止

又方大生地 麥冬各五錢 煎服。甚者加龜甲五錢 黑梔三錢 立效。

舌上出血

用槐花末敷之即愈。　又方麦冬三錢燈心一握煎服。

鼓脹

陳香元四兩去穰人中白三兩研末。空心。開水服一錢。忌塩。三月效

又方。隔年西瓜。生芽滿肚者。佳。去盖用大蒜数十頭。去衣。入瓜内盖上塩泥。封埋土一尺深上用炭火燒一晝夜出火氣。将大蒜食完即愈

三消

糖煮白芋艿日食七八大碗自愈又方百草露。未晞時收歛。即效

瘧按此方煎好露一宿次早溫服更妙

陳皮　製半夏　白茯苓　威靈仙各一錢　蒼朮米泔浸一日炒　柴胡

厚朴姜拌炒　黄芩八分　青皮　檳榔六分　炙草三分　姜三片井河水各半

煎服勢雖減而不全愈。再服二方。極重者服十劑

二方　生首烏三錢　廣皮　柴胡　茯苓各八分　黄芩八分　白朮炒　當歸

威靈仙一錢　知母　鱉甲二錢醋炙研　甘草三分　姜三片井河水煎八分

加無灰酒五分再煎服

三方　人參一錢　黄芪蜜炙　當歸各一錢二分　白芍　知母　麥芽一錢炒

廣皮　柴胡　青蒿子八分　升麻四分　甘草三分　或加首烏二錢　姜一片

棗一枚煎服　按截瘧用蒜頭打爛和黃丹少許。以聚為度。丸如芡寔大。候乾。新汲水空心面東吞下一丸。神效。

痢

川連去蘆　白芍　條芩　查肉各一錢二分　枳殼炒　厚朴　檳榔

青皮八分　當歸　甘草　地榆五分　紅花三分　桃仁一錢六皮尖研　南木香二分

如白痢去地榆桃仁加橘紅四分　木香二分　滯甚者加大黃一二錢

酒拌十日外加減用後方　胎前去桃仁紅花檳榔

後方　川連　條芩　桃仁　大白芍各六分酒炒　查肉一錢　橘紅　青皮

地榆　檳榔四分　當歸五分　炙草　紅花三分　木香二分

如脾胃弱而虛滑者用後補理方

補方 川連 條芩酒炒 橘紅各六分 白芍四分酒炒 當歸 人參 白朮土炒

甘草五分

又方 紅白痢用元胡索醋炒研末每服三錢 紅白痢黃白蜜開水調服

又方 山查肉炒黑研末砂糖調每服三錢

腰痛

雄猪腰子一個銅刀切開去血膜油臟 青鹽炒 當歸各二錢 大茴一錢五分 又方

杜仲一兩去絲研 羊腰四枚去脂膜拌藥 放磁器中過一宿。晨用韭菜上下鋪蒸熟。將酒洗。去藥。銅刀切片空心陳酒送下

腸紅

用瓜子殼炒焦磨末食之。不拘多少。以愈為止。

痔血腸風

大甘草一觔淨銀花一觔。二味晒乾為末。不見火氣。煉蜜為丸。清晨每服四五錢神效。

脫肛 內痔落下同治

鱉頭煅研加冰片摻之

大便不通 按以生白蜜開水調服虛寔皆治

肉蓯蓉一錢五分泡淡油當歸二錢黑芝麻二合炒研治年老虛弱。或病後産後河水煎服。又方麻仁蘇子煮粥吃亦佳。

小便不通

田螺一個射香五厘搗爛貼臍上即通。孕婦忌用 又用急流水煎車前子。服之神效

偏墜 按張師正倦遊録云。疝重墜大如杯。以薏仁用東壁土炒。水煮為膏服。神效。

棉花子甘草煎湯熏揞筋上即軟腎子自下。

赤白濁及夢遺初起

生大黃二錢研末鷄子一枚將鷄子敲碎一孔。入大黃末在內。紙貼好。煮熟空心食之吃四五枚即愈。又直指方。白茯苓二錢為末。米飲下。日二服。遺濁俱治。

赤白帶

赤茯苓三錢研。空心豆腐漿送下三服

又方木香少許蕎麦麵不拘用鷄子清為丸。每服一二錢。

牙疼 蘿蔔子十四粒。研末。以人乳和之。點鼻。又方牛膝研末擦之。俱佳。

青盐 火硝 硼砂 樟腦各一錢 研末擦之不論風火虫牙俱效

青盲 按九月二十三日取桑葉熬湯洗目永無目疾極驗風湿目疾用洗亦效

白母狗生小狗時。即以犬乳頻點之。即開。常以兩目左右統視。張大眼看地最明目

木舌

舌頭硬强或吐出不能収上。飲食不能進者。即用甘草一兩或五錢。濃煎湯潤之。漸漸飲下即愈。

胃口痛按畫地作王字。撮取中央土。和水一升服之。立止見藏器拾遺

。荔枝核湿紙包煨一錢。木香七分共研末開水下又方小蒜三五錢好醋煮

服積年心痛俱治小蒜即薤白

痞積

不拘膏藥用二張。以一張揭開用白信末五分糝上。小兒用三分再

用一張合貼。將背面貼患處以布包紮數日痞化為水。如貼後

腹中脹滿乃痞將散。內服踈氣藥二三劑。

夏秋霍亂吐瀉方其心腹絞痛不能吐瀉者名乾霍亂用後

陳皮　藿香各五錢加黃土攪水澄清一杯煎服。立愈。

又絞腸痧不能吐瀉者用燒鹽探吐最妙。切勿驟進飲食。

魚骨哽 按猪骨哽。弔大一足。取其涎。徐嚥之。

獨頭蒜塞鼻中自出。重者用鯉魚皮鱗燒灰水調服。食橄欖立愈

又方 橄欖核醋磨濃汁服之。或飲象牙汁亦可。猫涎亦治。

又方 不拘酒茶水用一箸畫雨見于兒字空缺處疊寫龍虎陰陽四字飲之神效

吞金。

先服生鴨血即用。硃砂一二兩濃煎再服。再以乾雞糞三四錢煎一二碗澄清温服即下。

吞鐵

以象牙磨汁砂糖調服

吞針

煮蠶豆同韮菜食針與菜大便出

又方 以豆油灌之即連針吐出

吞銅

荸薺搗汁多飲自然消化　或用生蒔菇搗汁多飲亦可

又方 羊脛骨燒灰研一二錢以荸薺汁調服。

吞竹木

用象牙磨濃汁水調服　又封箱口舊紙。扯下剪一人。燒灰開

水服立效

吞硬物

凡悞吞金銀銅鉄諸般硬物。以塩橄欖燒灰研末。水調下。或以米糖多服久之自下。

種子方 按立春日天雨夫婦取水各飲一杯回房有子神效見陳藏器本草

當歸　川芎　吴茰一錢泡　熟地　製香附一錢五分　白芍　丹參　茯苓八分　陳皮　元胡索七分　先期加條芩七分　過期加艾　乾姜五分　各加生姜三片水煎候經至空心及臨卧服經止而止如期准不孕服後方

後方 川斷 北沙參 杜仲 當歸 益母草各二錢 製香附一錢

砂仁殼五分炒研 橘紅 川芎八分 紅花三分 水煎

又方 兔絲子 當歸酒炒 生地各一錢五分炒 白芍 川芎一錢二分 厚朴姜炒

祁艾七分醋炒 川貝一錢去心 黄芩八分酒炒 羌活 甘草五分 枳殼六分麩炒 加大棗二枚生姜一片煎服夏月去白芍二分生姜不用

放雉鯉魚重五六斤者 取膘一付魚不用 兔絲子二兩 研末丸胡椒大。丹用雌龟一個肚脚尖者是約重一斤外 令餓透。將前藥喂與吃完。再餓数日。于背陰處倒掛風乾。新瓦焙存性。水丸桐子大。男子每早開水服七丸。按男子腎冷精衰莫妙於服六味合五子衍宗湯寒甚者加補骨脂肉蓯蓉鹿膠婦人子宫虛冷亦以温腎為主

孕婦轉女為男

以雄黃一兩，重者佳。絳囊盛佩之。又有孕即取弓弦一根，袋貯縛左臂。俱千金方 又房室經方取弓絃縛腰下。滿百日解。云此乃紫宮玉女秘傳 又方初覺懷孕。平旦着婿衣冠繞井三匝。映祥影而去。勿反顧。勿令人知。即產男。又方孕三月取斧置床底。繫刃向下。勿令婦知。時珍

保胎

大懷生地十二兩，砂仁、生姜各三兩。同入砂鍋。水煮兩日夜。再入酒煮爛。去姜。搗膏用。 大當歸去尾十二兩，酒洗 冬术十二兩，黄土炒。去土。孕婦肥白者加二兩。小寔條芩六兩，酒炒三次。孕婦黑瘦者加一兩。性躁者加二兩 杜仲十二兩，塩水炒斷絲 川斷十二兩，酒炒

後五味為末。和地黃膏。畧加煉蜜。石臼搗千杵。丸桐子大。早鹽湯。晚酒下。每服三錢。自三月起。服過七月。再不墮胎。

又方 二蚕綿十口煮一滾候干新尾炙存性杜仲阿膠砂仁各一兩川斷冬朮白芍釵斛歸身去尾各二兩山藥三兩甘草七錢炙陳皮一兩五錢

右藥。先用水六碗。將杜仲川斷石斛煎三碗。餘藥共為末。米飲和丸。每早開水下四錢。

催生 按此方催生如神。并治子死腹中。及產門不開。數日未生者。

當歸三錢川芎三錢龜板手大二片約五六錢醋炙研末血餘五錢水煎服

又方 玉皇金鎖 四字用硃砂照式寫黃紙上。要一筆不連。火化。用酒冲服。立下。

又方 剪畫上鍾馗左腳。燒灰水服。楊起方

盤腸產

急將淨盆盛溫水。寒天用熱水。少入香油養潤。待兒及胞衣下時。產母畧仰臥。自已吸氣上升。穩婆用香油塗手。徐徐送入。

又方 腸出盛以潔淨器煎濃黃芪湯浸之。即上。此法最佳

產後兒枕痛腹痛及惡露不行 按此係古方生化湯

當歸三錢 川芎一錢 乾姜四分炒黑 桃仁十粒打碎 甘草五分炒 水煎七分和酒半盞服 腹不痛去桃仁

產後血崩血暈

舊爛棕陰陽瓦煅研童便調服三錢

又方 韭菜切斷。置瓦茶壺中。将滾醋傾入。塞大口。以小口對鼻熏之。即醒。

胎衣不下

芒硝二錢 川牛膝三錢 水煎。加童便半杯沖服

又方 以兩手抱產婦胸前。產婦亦以兩手緊抱肚臍。令其下墜。再用草紙燒烟熏鼻。

又方 取宅中柱下土。研末。和雞子清服。神效

稀痘方

立春日用雞蛋一枚。打破頭上。入白蚯一條。仍封好。穿破處。飯

甕上蒸熟去蝨食蛋。

又方　萆麻子揀肥白者三十六粒去殼　硃砂一錢另研　真射香五厘　將硃砂射香研極細。然後同萆麻肉共研成膏。端午七夕重九搽小兒頭頂心前後心兩手心兩足心兩臂灣兩腿灣兩脇窩共十三處搽如錢大不可洗去。如發斑疹乃毒外泄。搽三次永不出痘。

又方　除夕用大黑魚一尾煮湯將兒於密室中遍身洗之

又方　臘月八日用活兔一隻取血和蕎麥麪一錢　水飛硃砂五分　水飛雄黃五分　絲瓜蒂五分煅灰　同兔血為丸如菉豆大。以人乳化開。初生小兒服三丸。每大一歲加二丸。如發出紅點。永不出花。

痛風

四肢歷節疼痛。用葱白打爛。炒熱熨之。即愈。

正偏頭痛 用生姜三斤。綿帋包濕透。炭火煨熟。乘熱貼印堂兩太陽各一片。以帕束住片時。即愈。

又方 八月朔日收百草花露磨墨。點太陽穴神效。又生蘿蔔汁仰臥滴兩鼻孔即愈

反胃 又方用烏雄鷄一隻入胡荽子半斤在腹煮食

取螺螄一斗水浸。取泥晒乾。每服一錢。火酒調下。

又方 用鯉魚一尾童便浸一宿。炮焦研末。同米煮粥食。

適他方

不服水土。刮鞋底下土。和水服即愈。

腦漏

蘿蔔繳汁滴入鼻孔下咽。漏左滴右孔。漏右滴左孔。神妙

赤白禿

小兒赤禿用桑椹取汁頻服。

又方 白禿用黑桑椹入罌中曝三七日。化為水。洗三七日神效

手足麻木

霜降後桑葉煎湯頻洗 救急方

百虫入耳 按以姜擦猫鼻。得其尿。滴入耳即出。

如在左耳以手緊閉右耳。努氣至左耳。其虫自出。

酒樝鼻

淨白鹽擦牙。順手即擦鼻。半月即退　洗臉時如法擦目。即明目。

口臭　按井水有地脉及江湖滲來者佳。如近城市。有鹼。須煎滚澄清去鹼用。雨後水渾。亦惡。須澄清用。

元旦含井華水　即平旦第一汲也　吐棄厠下。數度即愈。按此法擇除日行之。其義亦通。

黃疸　又方鷄子連殼燒灰研。醋一合。和之溫服。候鼻中有虫出。三服必效。

黃瓜蒂研末吹鼻孔內滴黃水即愈

凍瘡

秦椒煎湯洗即愈　又取野雞腦塗之

湯泡火傷

水中大蚌入氷片二分射香末一分其肉即化為漿再入氷射少許

用鵝翎塗之先邊後及痛處如火氣已過將蚌殼燒灰研細入

氷片蔴油調塗

又方陳石灰一升入水数碗候灰化澄清以紙拖去上面浮油取

灰一杯再入香油一杯仝入碗内攪数百遍即成漿用鵝翎蘸

搽

喉風

壁喜窩数個瓦上焙研吹之

又方用胆凡含口内吐涎凡喉毒頭上有紅疙瘩即用銀針挑破

自解。

又方。溫湯半碗加入桐油三四匙。飲下。用硬雞毛蘸油探入喉中。取痰連探四五次。以人甦醒聲高為度。

鶴膝風 膝蓋腫脹者是

生黃芪 金銀花各五錢 肥牛膝一錢 煎服

耳聾

石菖蒲 木通 菊花 合搗汁用酒服之

耳內出膿

大胭脂 枯礬 釘繡粉各等分為末吹之

又方橄欖核燒灰存性研每一核入氷片二厘共為細末吹入耳內即愈

痘出眼內

新象牙磨水點之即退　或用黃鱔血點之

鵝掌風

用蒜背浮萍不拘多少晒乾○罨上燒烟熏患處○到熱時○用扁栢擣汁塗之○三次必愈○

鼻內生疔

黃雞糞　荔枝肉同擣爛塗之即愈

口眼喎邪

用黃鱔血歪左搽右歪右搽左即愈○

唇上生疔　按指上蛇頭疔用猪胆入雄黃末套指上即愈

在大腿灣中委中穴紫筋上用銀針刺出血即痊○

血崩

杞梛（要陳佳）　枳橘根各二錢　陰陽瓦合住煅灰酒下極效

疥瘡　按用苦參三錢荆芥元明粉各二錢煎服瀉去湿熱即愈

大楓子肉　杏仁　同明礬末用猪脂調勻搽之

梅瘡　按以蒸糯米時甑蓬上四邊滴下氣水承取掃之

羊角燒灰核桃殼燒灰等分研末每一錢五分酒調早晚服。四日後毒從大便出如膿。日再一服。

又方　用黑魚破去腸忌下水。將蒜搗爛納入魚肚內再用紙一二十層包好放炭火中煨熟。陳酒送下出臭汗一身即愈。

又方　鮮土茯苓一觔宜興所産嫩者為佳洗淨畧刮去皮用磁鋒刮木棒打碎忌鉄器用瓦罐盛河水煎湯代茶不拘時服。瘡口早晚用甘草銀花湯洗之。毒重者服至二三十日再無不愈。

下疳

黑頭髮鹽水洗淨。晒乾煅存性。棗核七個米泔洗煅共研敷之。

癰疽發背

穿山甲四片　牛皮膠四兩　二味。新瓦上烧灰研末。溫酒二碗調匀。從容服完。初起者隨服隨消。外再用牛皮膠。自然銅。姜汁加水熬膏。稀涅樣為度。以布攤貼患處。極效。

對口

白菊花四兩　甘草四錢　河水煎服。即消。神效。

消疔

用銀針挑破出血。以真蟾酥入膏藥貼之。愈。或用雞糞黃糖者。用一圓眼殼盛之。合在瘡上。一日一換。数日疔根即落。凡紅絲疔須用銀針挑破其絲。將多年屎坑上碎木煆灰研細。用餳糖拌塗在紅絲疔上。露疔瘡頭。疔頭拔出。若不急治隔一日即無救矣。

乳岩

青蚕豆一升 陳松蘿四兩 陳酒一兩 長流水一觔 煎服即消。將成者立效。

癧瘡 未破為痰核已破為瘰癧三五個連者為痰串 思邈方用舊鞋内毡燒灰酒調。平旦向日。服得吐良。

蜈蜂窠露一個不見者佳 燒灰用米醋調。將雞毛蘸塗患處。皮即裂開。癧核落出。

又方 土貝母 白芷五錢 為末洋糖調陳酒下 三錢重者三服

又方 夏枯草 金銀花 蒲公英各五錢 水酒各半煎服

血瘤

甘草熬以筆塗周圍。一日三次。又芫花大戟甘遂等末醋調。另以新筆蘸塗甘草圈內。勿近甘草。即縮小。三次愈

翻頭痔

大螺螄一個入氷片五分隔宿化水雞翎掃之

又方 痔漏用生首烏末每早米湯調三錢

腎腫

按服燈心湯即消

竈心土三升研炒鋪櫈上再以川椒小茴和之。將囊熏三次愈。

蝎刺

按蜂刺用頭髮內垢同塩擦之愈

白礬 半夏 各等分為末用醋調敷痛即止

又方 井底泥敷頻換 或明凡末水擦之

蜈蚣咬 犬咬 瘋狗咬乞百家筯煎湯服

取蜘蛛近咬處蜘蛛怒而吮其毒毒盡蜘蛛墮下痛即止取蜘蛛投水中少頃蜘蛛即活矣 犬咬擦去血爛嚼杏仁傅之

消腫毒

大黃酒浸 白芷各六錢 沉香 木香 沒藥 乳香 川山甲各五錢

共為末量人之虛實虛者二錢五分實者三錢臨睡生酒調服如吐用葱白止之服後禁飲食五更肚疼瀉三五次吃稀溫粥

偷糞老鼠

猫牙齒煅研末每服一錢。紹酒下。如破爛者用田螺水加冰片。調前藥搽之。千金方。已爛者用鷄子一枚。飯上蒸熟。取黃熬令黑。先拭瘡乾。以藥納孔中。三次即愈。

陰戶爛

牡蠣三錢煅 飛滑石三錢 陳年老蚌殼二錢煅 人中白一錢煅 龍骨二錢煅

冰片二分 為末搽之 陰癢。用蛇床子或百部草煎湯時洗之效。

金刃跌打接破傷風。用黑魚頭。陰陽瓦煅研。砂糖熬酒調服。神效

葱白搗爛炒和蜜。或沙糖。溫搽上。冷即易。神效。

又方烟店內爛捆蔴索。煅研黃酒下二錢。三服愈 又生半夏芙

蓉葉用紹酒白蜜調敷。亦好。

又方

殊砂一錢二分 射香 冰片一分二厘 乳香 沒藥一錢五分 血竭一兩 兒茶一兩四錢 紅花一錢五分 共為細末。處製磁瓶收貯。每用七厘冲燒酒服。再用燒酒調敷患處。神效。孕婦忌之

人面瘡

精猪肉摻貝母末貼之。每日換貼。先用猪肉蜂房煎湯洗之。

跌傷

從高墜下血瘀氣絕者。取净黃土五升蒸熟。以舊布作兩包。更換熨之。勿太熱。痛止則止。

接骨

五茄皮四兩。小雄雞一隻去毛連骨血不下水同搗爛敷患處。須聽不響。即將藥刮去。遲則多生骨矣。

又方。活蟹一隻搗滚水冲服

小兒丹毒

取向陽燕窩泥為末。雞子清調敷。如黄水肥瘡。再入射香少許敷之。

頰車落下

醉之。睡中用皂角末吹其鼻。得嚏即合。

蛇纏

武彝茶 六安茶 苦丁香等分研末用 真麻油 香油

蘇合油調抹

臁瘡

舊船油灰煨 東丹煨研末先将豆腐温洗净。用麻油調藥敷。極厚三日一洗一換必愈

移毒

地龍裝在經霜絲瓜内。煅焦。連瓜為末。每瓜末三錢入射香二分

乳香 没藥各五分 雄黃一錢 蟾酥一分 黃占一兩 共為末作丸。每服三

錢。毒發上部要穴。用桂枝 麻黄 甘草酒下。即移在手上而散。如毒在背上。用羌活 防風 姜湯下即移在臂上。如毒發下部。用木瓜 牛膝 葳靈仙 陳皮 獨活 姜湯下即移在足上。神效。

脚疰

五穀虫煆灰用麻油調敷 或乾摻不用油 又麥柴湯常洗

又輕粉 土貝 茨菱 月石等分為末摻之

男女邪迷

以桐油塗其陰陽物。自絕。

縊死方 按取梁上塵。如豆大。納四筒。四人齊儘力吹兩鼻兩耳。即活。

切不可用刀剪斷繩索。令一人抱住。以其衣緊塞前後陰穀道。輕輕解下。安放平正。手提頭髮。脚踏兩肩。用雞冠滴血入口鼻中。侯氣轉。再曲伸其手足。將手摩之即活。又肘后方。以鷄冠血滴口中。即甦。

又扁鵲法。不論自縊產難跌打溺死凍死魘魅等症。凡暴死而心温者。死一日猶可活。須以半夏研末。冷水和丸如小豆大。塞鼻中。并用燥末吹耳內。即甦。

溺死 按生鴨血灌之即氣絶猶可活

先將口撬開。令啣箸。使可出水。再用門將腰墊起。抬之徐行。腹

十七

中水自流出。以老姜擦牙即活。

又方稍有氣者。勿以火炙。用布包熱灰。放心頭。冷即易之。俟眼開以温酒與服。凍死同治。

凍死

凍死有氣者。以米炒熱。盛囊中。熨其心頭。冷即易之。

客忤

凡人卒中昏倒。牙關緊閉。涎痰壅塞。急以大指掐人中。候醒。或用半夏末。或用皂角末。吹入鼻中取嚏。如口噤不開。以白盐梅醮殭蚕擦之。即醒。

救吃盐卤

荳腐漿。肥皂末。俱解。垂危者急將白洋糖四兩。湯調灌下。即活。忌熱湯

中砒毒

毒。初在胃。用香油灌一二盞吐之。吐後再服甘草湯。或多飲菉荳汁。如已隔二三時。速用真降香二三兩。煎濃汁以下之。

醉死

鍋蓋上氣水一杯。灌下即醒。或以熬過猪油灌下。得吐即醒。

魘死

原有火。不可吹滅。原無火。不可用火照。但唾其面。痛咬其脚根。即醒。取韮菜汁灌鼻中。得皂角射香末更快。凡住客店中放冷水一碗於枕傍。則悶香不能為害矣。

煤炭暈　按生白蘿蔔汁能解煤暈

煤炭氣能令人暈倒。須於窗户上橘開一出氣小孔。即無悶暈之患。或房中置清水一盆亦佳。

解中毒　凡嚼生黄豆。不知腥氣。吃生礬。不知澁而覺甜者。即是中毒。或以升麻煎汁飲之。以手探吐自愈。

甘草生用二兩　菉豆一升　水煎服。立解

羊癲瘋　按曾治一婦癲癇。服此既吐。復瀉下穢濁水数桶而愈。仍能生育。

用不落水雄猪心。破開。入甘遂末二錢紮好煮熟。連藥及心。空心。吃即瀉出黑瘦。如不愈。隔二月再服。

急驚　按慢驚。須補中主治。

净硃砂一錢　輕粉五分　青蒿節内虫不拘多少。　鮮菖蒲汁糊丸米粒大。每服七丸。

小兒夜啼

用燈花研末塗乳上。與服。

鵝白

川椒　塩　黄土　皂角刺　蔴油調。塗手心。

小兒尿血

大甘草二錢每日煎湯服之

漆咬瘡

用蟹黃塗或杉木屑煎湯洗之。已爛者用芒硝無名異塗之。

濕疝腎子作痛

蘄艾　紫蘇葉　川椒炒熟各三兩　拌勻乘熱盛絹袋夾囊下。勿泄氣。立愈。

癬瘡

大蜂房一箇。以生礬填入孔內。用破罐盛之。口朝上。炭火煆令礬化盡為度。取出研末搽上。二三次即除根。

太乙神鍼用後密封勿洩氣按原註主治甚多但取穴在頭頂及耳前後喉間者恐有妨害概不採入

艾絨三兩　麝香　肉桂　獨活　丁香　川芎　沒藥　皂角

松香　乳香　枳殼　川山甲　細辛　杜仲　雄黃各一錢　硫黃二錢

右藥研極細。先以艾絨鋪綿紙上。將藥勻灑。扞極緊。捲成小筒。外以雞蛋白通刷。陰乾。此藥可分作兩筒用。時火上燒着。隔紅布七層。按定穴道。緩緩移動。若覺太熱。將鍼畧起。熱定再鍼。片刻而止。鍼後避風靜養。隨量飲酒勿醉。

水腫取內庭穴。大足指內次指本節骨岐骨外間陷中　翻胃取中脘穴臍上四寸　勞嗽骨蒸取肺俞穴三椎骨下兩旁各開三寸久嗽膏肓穴四椎骨下兩旁各開三寸五分癱瘓風市穴端立垂手於股中指尖到處疝氣取中極穴臍下四寸瀉痢天樞穴臍兩旁各開二寸臂痛肩髃穴肩端兩骨間兩手拘攣不能捉物曲池穴屈手按胸肘灣處橫紋尖盡即是痛經氣海穴臍下一寸五分。帶濁取關元穴臍下三寸癰疽腫痛串瘰。各於患處痛者鍼之至不痛。不痛者鍼之至痛即愈。凡鍼一次。閱三五日再鍼。以愈為度。取寸法。以男左女右手中指第二節屈指兩紋尖相去為一寸。逐日人神所在忌鍼

渡江湖及山行

朱書禹字佩之可免風濤山行念儀康二字可却狼虎念儀方二字可却蛇虫念林兵二字可却百邪

斷吃鴉片烟一方用鴉片一分。作六丸。俟影上生吞一丸仍不戒酒。并間服人參更效。

每晨井華水一盞澄清冷飲一七日或二七日即斷除。

斷蚊虫

新造房取敗蒲扇於柱下四面埋之蚊永不入。藏器

逃人自歸

淮南萬畢術云磁石懸井亡人自歸。註謂以亡人衣裹磁石懸井中其人自反也。

治蠱毒 又方臨食明問主人云莫有毒否以筯築桌而後食即不能害又到時念藥王無恙七遍即可避患。

衛生 初下箸著藏一片在手食畢私埋十字路下則蠱反於本家作害

防儉方

稻米一斗淘淨百蒸百晒為末以水調日服一飧至三十日可一

年不食。

又方粳米一升酒三升漬之晒乾又漬酒乾取出少少勻食可辟穀一月。並出葛洪肘后方

令婦不妒

博物志取本婦月水布裹蝦蟆于厠前一尺入地五寸埋之。萬畢術方

赤黍薏仁作丸常服。爾雅曰赤黍曰虋。赤苗。本草云。黍乃稷之粘者。白者亞於糯。赤者最粘。俱可作餳。

辟火

雷燒木掛門戶大厭火災。藏器

辟盜按抱朴子云。常以執日。取六癸上土。市南門土。歲破方土。月建方土。合作人。着朱鳥地上。辟盜。

元旦日取鵲巢燒灰。撒門內。可辟盜。洞天錄

宜蠶。

二月上壬日取土塗屋之四角。宜蚕。藏器本草拾遺

致富。按段成式云。鵲有隱巢木。如梁。令鷙鳥不見。人若見之。主富貴。

七月丑日取中庭土泥竈。主富。勿令人知。藏器方

生貴子愚按富貴果可求耶。然古人何故欺人。僕以踈懶性成。故未之試也。

河魚圖云。虎鼻懸門中一年。取熬作屑。與婦飲。生貴子。勿令人及婦知。始驗。又云虎鼻懸門上宜子孫帶印綬

愚按以上各方。或本載籍。或傳父老。皆稱神效。并藥味平淡

取之裕如者。他如抱朴子載。九製胡麻去殼蜜丸彈子大。每日酒下三丸。久服可以長生。岣嶁神書載八月晦日夜半面北吞烏雞子一枚。可以隱形。又云亂印繫臂令人歡悅。萬畢術言丙寅雀腦令人相思之類。似皆近誕。以及房術採戰之方。概不採入。

治胎不動

青黛二分 黃芩二分 共研細面 白蜂蜜一匙 令婦人服臍下胎自活動